prometeo
libros

prometeo
libros

prometeo
libros

EL CONOCIMIENTO EN LAS CIENCIAS DE LA SALUD
APORTES PARA UNA REFLEXIÓN EPISTEMOLÓGICA

Alberto Carli y Beatriz Liliana Kennel

EL CONOCIMIENTO EN LAS CIENCIAS DE LA SALUD

APORTES PARA UNA REFLEXIÓN EPISTEMOLÓGICA

prometeo
libros

Índice

Prólogo 13

CAPÍTULO 1
La epistemología como estrategia de reflexión en las ciencias 15
Algunas definiciones necesarias 15
Un poco de historia 15
El problema del conocimiento en las ciencias de la salud 35
¿Ciencias "duras"? ¿Ciencias "blandas"? 36
Una ontogenia peirceana 39
Algunas puntualizaciones sobre la institución universidad 41
Qué es "ser" médico 45
Enseñar y aprender en medicina 46

CAPÍTULO 2
Las ciencias de la salud: naturaleza de su objeto de estudio (I) 49
El objeto de estudio y su construcción 49
Disciplinas científicas 52
La Teoría 53
Los objetivos de investigación 55
Las preguntas de investigación y las hipótesis de trabajo 56
La descripción 58
Las variables 59
El dato científico 61
La explicación y el experimento 63
La asociación o correlación 64
El lenguaje de la ciencia 65

CAPÍTULO 3
Las ciencias de la salud, naturaleza de su objeto de estudio (II) 67
Naturaleza del objeto de estudio de las ciencias de la salud 67
El sujeto cartesiano 69
El sujeto trascendental 71
El sujeto absoluto 72
El positivismo y el neopositivismo 74
Proletariado y voluntad de poder 77
El sujeto del inconsciente 80
El ser existencial 81
El giro lingüístico 83
La razón instrumental y la Escuela de Frankfurt 85
El humanismo sartreano 85
El postmodernismo 87
La complejidad 89
Conclusiones 91

CAPÍTULO 4
El complejo salud-enfermedad 93
Ideas para pensar el momento histórico 93
El problema del conocimiento 94
El problema de las ciencias de la salud 96
Las ciencias de la salud de nuestro tiempo 98
Algunas digresiones 100
Una modesta proposición 101
Medicina Basada en la Evidencia o la historia de una ilusión 102

CAPÍTULO 5
El sujeto científico 107
Cientificidad de la ciencia 107
El sujeto científico. Su formación 109
Un modelo pedagógico 111
El circuito "virtuoso" de la ciencia 114
Las condiciones históricas 120
Las tradiciones aristotélica y galileana 121
Las condiciones éticas 126

Capítulo 6
Por qué una epistemología de las ciencias de la salud 131
Las profesiones médicas 131
Una reflexión epistemológica 133
Acerca de la moral y la ética 135
Una reflexión histórico-sociológica.. 139
Ser o tener 141
La relación médico-paciente 142

Bibliografía... 145

"Somos lo que hacemos con lo que han hecho con nosotros"

Jean Paul Sartre

"¿Do words make up the majesty
of man, and his justice
between the stones and the void?"
(¿Son las palabras las que hacen la majestad
del hombre, y su justicia
entre las piedras y el vacío?)

Geoffrey Hill

Prólogo

Los autores de todo libro saben lo habitual de que ésta sea una parte destinada al fracaso de no ser leída. Pese a ello, persiste la insistencia en su escritura. Quizá porque dedicar un cierto esfuerzo a este "en adelante diremos", que entraña todo prólogo, serviría para justificar la tarea realizada.

Mientras redactábamos estas páginas, venía a nosotros el recuerdo de aquel profesor que decía que, cuando quería aprender un tema, escribía un libro. Dicho lo cual entenderá el lector el beneficio secundario que, para nuestro propio acerbo, ha significado su elaboración.

Hemos tenido la posibilidad inestimable de leer, releer y reflexionar sobre tópicos acerca de los cuales fueron, son y seguramente serán, muchas las preguntas. La fina escritora brasileña Clarice Lispector le hace decir a un personaje de una de sus novelas que "mientras tenga preguntas y no tenga respuestas continuaré escribiendo", frase que de seguro dará cuenta del motor que nos ha impulsado.

La tarea de leer, releer y, luego de la reflexión, escribir los seis capítulos que componen este corto texto, nos ha permitido el magnífico ejercicio, el enorme placer, de ejercitar un pensamiento crítico sobre nuestra propia *praxis* profesional. Más aún, sobre nuestro lugar en el mundo. Hemos tratado de respetar, más que el histórico, un cierto orden eidético que permitiera entender el entramado que la cultura ha desarrollado a lo largo de los siglos. Si el lector, luego de recorrerlo, experimentara algún cambio en su cosmovisión, nos daríamos por satisfechos.

En las páginas de este libro se encontrarán reflejados amigos queridos, autores no siempre citados, colegas muchos de ellos desconocidos, alumnos del grado y del posgrado. Todos en una maravillosa dialéctica, presente en toda obra humana. A ellos se los dedicamos.

A Prometeo le agradecemos su esfuerzo y su compromiso editorial. Publicar un libro, destinado a un número de lectores limitado, no está entre las decisiones empresariales más ventajosas.

A nuestras universidades de pertenencia les queremos manifestar el orgullo que esa pertenencia nos provoca.

A nuestros hijos se lo ofrecemos con nuestro amor, en la trascendencia de las ideas que encontrarán en estas páginas, que los acompañarán mientras ellos vivan y que nos dan identidad.

AC/BK
Buenos Aires, febrero de 2012

Capítulo 1
La epistemología como estrategia de reflexión en las ciencias

Algunas definiciones necesarias

Si estudiamos el término "Epistemología", según su origen etimológico, deberemos considerar que en el antiguo dialecto jónico *efistemí* significa "lo que está establecido sobre". Si, en cambio, buscamos su origen en el griego antiguo, resultaría de la unión de *episteme*, "conocimiento" y *logos*, "discurso". Como quiera que sea, ambas acepciones nos llevan a la idea que expresa el diccionario de nuestra lengua cuando dice que es "la doctrina de los fundamentos y métodos del conocimiento científico". De tal manera que esta disciplina, la epistemología, resulta "una ciencia que estudia la ciencia". Vendría a ser una metaciencia dedicada a conocer, no lo que saben los científicos sino cómo llegan a saberlo. Mediante el uso instrumental de disciplinas como la historia, la sociología y la psicología estudia tanto los descubrimientos, como la manera en que se los valida y aplica.

Un poco de historia

Los filósofos dedicados a la epistemología se atribuyen con frecuencia el dudoso derecho de expedirse acerca de la cientificidad de los problemas y las soluciones a que arriban los hombres de ciencia. Creemos que tal derecho también les pertenece, tal vez de manera más legítima, a aquellos que dedican sus vidas a tareas científico-tecnológico-profesionales cotidianas y que, para validarlo, es necesario que ejerciten una permanente reflexión, un pensamiento crítico, con respecto a su tarea habitual. Dicho de otra manera: es nuestra idea que la tarea de "hacer ciencia" incluye la permanente vigilancia epistemológica, como garantía de cientificidad.

Alberto Carli y Beatriz Kennel

La ciencia la entendemos como uno de los emergentes de la cultura humana en su esfuerzo por entender el mundo y, como tal, expuesto a los cambios históricos que hacen a su construcción y deconstrucción permanentes.

El conocimiento ocupa un lugar importante en la historia mítica de Occidente. El gran relato judeo-cristiano nos cuenta que el hombre pagó muy caro su deseo de obtenerlo. El castigo fue caer en la frágil condición humana. Con el hombre en la búsqueda, a lo largo de la historia, de estrategias con las que lograr alivio. Así el arte, la filosofía y la ciencia han venido a darle una ilusión de trascendencia, de inmortalidad. Todos ellos, esfuerzos fallidos para calmar la angustia. Todos ellos, maneras de olvidar la nada. Todas, formas de olvidar el inevitable destino final; búsqueda inútil de un absoluto inalcanzable.

De alguna manera cuando se plantean estos temas no puede dejarse de pensar en el viejo y no resuelto problema de la inconmensurabilidad paradigmática existente entre ciencia y naturaleza. ¿Cómo entender la naturaleza desde la cultura?. Ya desde los inicios de la modernidad fue planteada esta cuestión no resuelta.

Tampoco la postmodernidad resolvió esta dicotomía, sino que la hizo desaparecer temáticamente, con la afirmación de que el orden de lo real es inabordable y que sólo lo discursivo es accesible a la investigación, remitiendo el conocimiento a ese orden.

Pero todos los días los profesionales de las ciencias de la salud, con nuestra práctica cotidiana en el hospital, el laboratorio o el consultorio, apostamos a sintetizar la comprensión de esas grandes regiones ontológicas de la naturaleza y la cultura, por un lado y la realidad y el discurso, por el otro. Así nuestra tarea es una afirmación permanente de la existencia de las ciencias de la salud, y no meras opiniones y especulación, con la que trabajamos el orden y el fundamento de nuestras profesiones. Y con esto, si bien no resolvemos ni podemos contestar cómo es que un producto de la cultura, la ciencia, se atribuye la capacidad de ocuparse de la naturaleza por lo menos, desde la *praxis*, podemos afirmar que la tarea desarrollada a lo largo de estos siglos de existencia ha sido eficaz en su tarea, condición esencial, como veremos.

En razón de lo afirmado nos interesa que el lector entienda nuestra posición en lo que hace a la necesidad de que los actores tengan una actitud crítico-reflexiva. La necesidad de esa actitud surge de la observación de las conductas en las que se percibe que muchos profesionales de las ciencias de la salud tienen una cierta pasividad, una aceptación ciega de los saberes de los que son portadores. Esa pasividad conlleva no sólo una postura epistemológica sino también, y esto es lo preocupante, una postura en el ejercicio profesional. Esta actitud acrítica no puede menos que concluir en una visión dogmática de los saberes que se poseen. Y nada estaría más lejos del espíritu científico que una visión cerrada, negadora de otras aproximaciones, de otras lecturas de la realidad, de otras preguntas acerca de la misma y de otras soluciones.

Abundaremos. Un individuo del conocimiento debe tener claras las condiciones de posibilidad del mismo. Entender que, *arrojado al mundo* (Heidegger; 1889-1976), el hombre está frente a todas las posibilidades, y una de ellas es el conocimiento. Y que éste se le ofrece según la manera en que se le acerque. Esto es que el punto de vista de nuestro tema se asocia al uso obligatorio de alguna forma de lectura, de algún vidrio con el que se verá la realidad, según el color del mismo.

¿Qué es conocer?. Una primera respuesta sería "saber acerca de algo". Pero esto, sin duda, nos llevaría a otras preguntas acerca de qué es saber. En una paráfrasis de Sartre podríamos decir que conocer (comprender) es poder ir más allá de nosotros mismos.

La fuerte influencia positivista que recorre, entre otros, el campo de las ciencias de la salud, determina que los profesionales de estas disciplinas crean que ese fenómeno que se presenta ante ellos es "real". Y aquí será de importancia realizar algunas consideraciones históricas necesarias.

El mundo en el que vivimos, lo que existe, está constituido por entes. El hombre es uno de ellos, con la característica esencial de ser el único que tiene conciencia de finitud. Ser poseedor de ese conocimiento (¿qué otra cosa pudo ser tan importante como para ser expulsados del Paraíso?) nos diferencia del resto del reino animal, por usar una nomenclatura habitual. Nos instala en nuestra condición de seres con un impulso (la angustia) que empuja nuestro deseo.

El mundo, óntico, despierta la curiosidad de este ente particular, el hombre, que trata de conocerlo para apropiárselo y modificarlo. Esta conducta ha ido cambiando según las formas de organización social con las que se presenta su "ser en el mundo" (Heidegger).

Siguiendo a Peirce (1839-1914) y sus *Modos de fijación de las creencias* aceptaremos que existen diferentes formas de conocimiento. Este lógico

Alberto Carli y Beatriz Kennel

estadounidense del siglo XIX distinguía cuatro tipos de conocimientos: biológico, comunitario, metafísico y científico. A los fines de la explicación obviaremos un quinto, el de la opinión pública, en razón de que Peirce, al fin y al cabo un liberal norteamericano, creía en la influencia de la opinión pública no tomando en cuenta que ésta siempre es dirigida por las clases dominantes. Estos conocimientos, los cuatro mencionados, se fijarían según diferentes estrategias o modos que pasaremos a desarrollar: *Tenacidad, autoridad, reflexión y eficaz*.

En el abordaje que proponemos para el tema resonará también la palabra del doctor Juan Samaja (1941-2007), distinguido epistemólogo argentino y el lector entenderá que lo que digamos tendrá valor no sólo desde el punto de vista filogenético, como lo pensó Peirce, sino también ontogenético.

"En el principio era el Verbo" dice el Génesis. Nosotros, con Peirce, diremos que en el principio era la biología. Éste, el biológico, es el primer conocimiento de los seres vivos, el que les permite su conservación vital. Aferrarse *con tenacidad (Peirce)* a la vida es la primera acción de un ser vivo. Esta "actitud" la podemos ver expresarse en diferentes niveles de complejidad.

Un ser unicelular, en presencia de alguna sustancia que le fuera tóxica, tendrá diferentes comportamientos. Veamos. Pudiera ser que se aleje de esa sustancia (aquello que conocemos como "tropismo negativo") pero también que emita un pseudópodo, la envuelva y luego se desprenda de esa parte que contiene un peligro para su vida.

Un humano recién nacido es portador de un conocimiento que no le fue enseñado y que nosotros, hombres y mujeres del siglo XXI, atribuiríamos a una transmisión genética. Cualquier médico pediatra se preocupará cuando un neonato no presente el *reflejo de succión* que garantice primariamente la vida. Nadie le ha enseñado a ese bebé a succionar y ya desde el nacimiento presenta este tipo de conocimiento esencial.

Otro comportamiento de los seres vivos es formar colectivos. Los seres de mayor complejidad estructural se agrupan (y se agruparon) en familias, tribus, clanes, y para que ello tuviera lugar fue y es necesaria la existencia de alguna capacidad que obre como facilitadora de la convivencia organizada.

Nuestros antepasados homínidos modificaron su postura cuadrúpeda en respuesta al calentamiento del suelo africano. Pasar de ésa a la bípeda significó un franco cambio en su cosmovisión. En un tiempo calculado en doscientos cincuenta millones de años se duplicó la caja craneana y se desarrolló el lóbulo frontal, portador del centro del lenguaje. Otros cambios también se verificaron determinando que los biológicos fueran acompañados por los sociales. Ponerse de pie modificó la posición pelviana y esto tuvo su consecuencia en la genitalidad y en la sexualidad. El acortamiento de los miembros, hasta entonces anteriores y con la bipedestación superiores, determinó que el parto ya no fuera un acto en soledad de las hembras y se transformó en otra de las actividades que pasaron a ser del orden social. El homínido pasó a establecerse en lugares, abandonando su condición nómade, se hizo agricultor, domesticó animales.

La capacidad que permitió la formación de comunidades fue *alguna forma de comunicación* mediadora para la transmisión de saberes, de códigos de la tradición que mantiene, permanentes, los valores que aseguran la cohesión social. Entre los humanos la principal forma de comunicación ha sido el lenguaje que ha servido y sirve para la organización primaria de la mente. Su fuerza simbólica está expresada en la instalación de la ley que marcó el ingreso en la civilización: la ley de prohibición del incesto. Gracias a la misma se construyeron lazos familiares y de intercambio cultural de los más diversos.

Con la palabra apareció ese "microcosmos de conciencia humana" de que hablaba Lev Vigotsky (1896-1934). Fue la prohibición del incesto, mediada por distintas estrategias según los grupos estudiados, lo que obligó a la exogamia, alentó el comercio, construyó lazos familiares interclanes con los que se aventaron los enfrentamientos y las guerras.

Claude Levy Strauss (1908-2009) en su libro *Las relaciones elementales del parentesco* (1981) estudió con rigor lo que Sigmund Freud (1856- 1939) había intuido con su *Tótem y tabú* (1913). Generar en los humanos la idea de que "con estas mujeres de nuestro clan, de nuestra familia, no" y " con aquellas del otro clan, familia o tribu, sí" modificó las relaciones con otros grupos.

Las comunidades humanas establecieron normas de comportamiento no escritas, donde la tradición asegurara su continuidad histórica. Apareció *la moral,* del griego *ethos,* costumbre. En esos colectivos, lo que garantiza el conocimiento es la *autoridad*, la tradición.

Pero en niveles con estructuras más elementales también nos es dado sospechar la existencia de esa capacidad, la comunicación. Para que un conjunto de células sea capaz de permanecer armónicamente unidas, esto es constituyendo tejidos, también es necesaria una adecuada comunicación entre ellas. Esa comunicación, obvio es decirlo, está en los niveles moleculares.

Alberto Carli y Beatriz Kennel

Cuando esa capacidad falla estaría justificada la aparición de tumores o alteraciones inmunitarias.

Otros individuos con diversos grados de desarrollo biológico también se agrupan en colectivos en los que la comunicación es imprescindible. Los machos alfa de cualquier manada comunican su interés, la propiedad de un territorio o de las hembras al resto, con alguna forma de lenguaje (sonidos, actitudes) en una primitiva forma de sociedad que tiene garantizado así un orden favorecedor de la convivencia.

Este tipo de organización social comunitaria y su manera de legitimación cognitiva predominó entre los humanos durante muchos siglos hasta que quinientos años antes de la era cristiana apareció una forma de pensamiento, el *filosófico o metafísico*. Una forma de pensar coherente y no contradictoria que puso en juego una manera de abordar el mundo de manera particular, mediante el uso de la razón, todo ello en coincidencia con una manera de organizar la sociedad mediante el debate, la discusión entre pares, entre ciudadanos, entre aquellos que daban lugar a la ciudad-estado. Por supuesto que cuando hablamos de esa categoría, ciudadanos, tenemos recuerdo de la existencia en esos tiempos de otros individuos, esclavos, que no accedían a tal condición.

Como una rama de la filosofía apareció la *ética*, del griego *êthos*, carácter. Es interesante detenernos en las diferencias existentes entre moral y ética. Ésta consiste en pensar al otro desde el otro y la primera en pensarlo desde uno mismo, desde lo comunitario. Dilema al que con frecuencia podremos enfrentarnos en nuestra tarea profesional y científica y sobre el que volveremos más adelante. Se entiende con esta enunciación que las conductas éticas conllevan un esfuerzo de descentramiento en el acto de reconocer la alteridad. Sin duda, una forma de pensamiento superior alcanzado por la humanidad a lo largo de los siglos.

Esta característica del conocimiento alcanzó su desarrollo en una organización jurídica, la ciudad-estado griega y mantuvo (y mantiene) su vigencia a lo largo de siglos.

La Academia de Platón (428-327 a. C.) fue fundada en el 338 a. C. y estuvo activa hasta el año 529 d. C. en el que el emperador Justiniano ordenó su cierre.

El recuerdo de un magnífico cuadro que Rafael (1483-1520) pintó en el siglo XV llamado "La escuela de Atenas" nos ilustrará acerca de ciertas diferencias en el devenir filosófico, ya presentes en aquellos tiempos. El mismo muestra a Platón señalando al cielo y a Aristóteles a la tierra. El primero ocupado de las cosas metafísicas, espirituales y el segundo dedicado a lo terrenal, lo cotidiano, con una filosofía centrada en una concepción del universo.

Esta clásica división de los intereses humanos tuvo expresiones diversas a lo largo de la historia. Así estoicos y epicúreos empequeñecieron la visión platónica mientras que, con Descartes (1596-1650), Spinoza (1632-1677) y Leibniz (1646-1716) se retornó al interés por el mundo objetivo. Con Kant (1724-1804) se revivió la visión platónica y en el siglo XIX Schelling (1775-1854) y Hegel (1770-1831) volvieron a lo aristotélico dentro de los sistemas del idealismo alemán en los que se manifestaban sus ideas de manera exaltada y exclusivista, dando lugar a un movimiento contrario, también con las mismas calidades, con una completa desvalorización de la filosofía, evidenciado con la aparición del materialismo y el positivismo, por un lado, y por los neokantianos, por el otro.

Podríamos decir, a modo de síntesis, que toda la historia de la filosofía podría pensarse como moviéndose, a la manera de un péndulo, entre una concepción del yo y una concepción del universo (J. Hessen: 1881-1977).

En la Grecia de esos tiempos se originó una visión de la salud y la enfermedad más del orden de lo natural, con el surgimiento de escuelas de medicina famosas como la de la isla de Cos con Hipócrates (460-370 a. C.) que llegó a decir sobre lo que hoy llamamos epilepsia que *"no es menos ni más sagrada que otras, sino que tiene una causa natural que le dio su origen como las otras afecciones. La gente considera divina su naturaleza y su causa por ignorancia y asombro, porque no es semejante a otras enfermedades, y esta idea de su carácter divino es consecuencia de su incapacidad para comprenderla".*

Estas escuelas de medicina basaban su trabajo en la cuidadosa observación y experimentación con potenciales métodos y modos de curación. Por supuesto que lo que llamamos "experimentación" no guardaba las condiciones que conocemos en la actualidad y pensamos que más bien se caracterizaban por una forma un poco más elaborada del ensayo y error. De manera taxativa se manifestaban contra la superstición y trataban de relacionar causas y efectos, aunque sobre esas construcciones del pensamiento ya advertía Aristóteles (384-322 a. C.) en su libro *Poética*:

"Homero enseñó sobre todo a los demás (poetas) a contar mentiras como es debido. Esto es, a emplear el paralogismo. Piensan, en efecto, los hombres que cuando un hecho es seguido por otro al producirse uno se produce el otro, si el segundo existe, también existe o se produce el primero. Pero esto es un error."

Alberto Carli y Beatriz Kennel

Recordar que la Academia de Platón tuvo una existencia de nueve siglos, nos permite entender su enorme influencia alcanzada en el mundo occidental hasta bien entrada la llamada Edad Media (siglos V al XV). Alguien ha dicho que todo el marco doctrinario de la filosofía es una colección de apostillas a Platón.

Este sintético recuerdo histórico tiene por objetivo que el lector entienda cuáles eran los aspectos del mundo que interesaban a los hombres de esos tiempos. En el pensamiento platónico los temas estaban referidos a lo ideal, a la búsqueda del conocimiento verdadero, de lo universal del Ser, con el sujeto en una posición de contemplación en su esfuerzo por acceder al mundo de la Ideas. En Aristóteles estaban priorizados intereses relacionados con lo que hoy mencionaríamos como "naturales", con la búsqueda del conocimiento basado en la experiencia, con el sujeto volcado hacia el mundo.

La aparición del cristianismo, uno de los grandes relatos de Occidente, provocó un giro en la cosmovisión humana. Ésta se instaló con mayor fuerza cuando en el año 313 d.C. Constantino (272-337 d. C.) le dio un orden legal (Edicto de Milán) y cobró el impulso que justifica su influencia en la Edad Media cuando Teodosio el Grande (347-395 d. C.), en el 380 d.C. (edicto de Tesalónica) declaró la religión de los cristianos nicenos (católicos) como la religión oficial del Imperio. En los tres primeros siglos de nuestra era los pensadores cristianos realizaron el esfuerzo, con avances y retrocesos, de plasmar la identidad, en esos tiempos todavía muy mezclada, muy influida por el pensamiento griego, de lo que fue después la doctrina cristiana.

Contemporáneo, Galeno (130-200 d. C.) ya en esos tiempos había recopilado las páginas de los maestros de la medicina, sobre todo a Hipócrates a quien instaló en la idea de ser el padre de la medicina.

El saqueo de la ciudad de Roma por los visigodos en el 410 d. C., de la que era la capital del imperio más importante de la antigüedad, marcó la iniciación del período conocido como medioevo, años en los que un pensador cristiano, San Agustín, Agustín de Hipona (354-430 d. C.), ya había escrito gran parte de su enorme producción intelectual.

Con el cristianismo cobraron fuerza ideas sobre el bien y el mal, el pecado y la virtud, la trascendencia. Se instaló en el imaginario europeo la idea de un Dios *que ama a sus criaturas*. Y éstas sintiéndose radicalmente separadas de las demás criaturas del mundo. Lo que para un griego era un error, para un cristiano es un pecado. Los padres de la Iglesia se dedicaron a rescatar los textos antiguos, la verdad contenida en la Biblia. Agustín de Hipona proponía alejarse de lo sensible e ir en busca del espíritu de Dios, con el sujeto en la búsqueda en el interior de su alma de las verdades eternas, en procura de una suerte de iluminación interior.

Fue Santo Tomás de Aquino (1225-1274) el pensador dedicado a realizar la sistematización del cristianismo, con una visión del mundo para la que utilizaba una "cristianización" de los textos aristotélicos en los que marcaba las diferencias entre las verdades de la fe de las de la razón.

Se suele decir que la Edad Media fue un tiempo de oscurantismo, y aunque existen elementos que justifican esos dichos, nos parece más interesante y enriquecedor tratar de ubicar al lector en una más abarcadora visión histórica. La Iglesia Católica cumplió la encomiable tarea de ser la custodia de todo el saber de la Antigüedad. La preocupación de sus pensadores giraba alrededor de temas como la salvación de las almas, el pecado y la virtud, la relación de los hombres con Dios, con lo cual todo el pensamiento europeo, y aquí decimos el mundo del que somos herederos, giraba alrededor de temas muy diferentes de los que hoy pueden atraer nuestro interés cotidiano. Pero, además, la Iglesia se constituyó en un importante factor de influencia política, dueña de porciones importantes de poder que se encargó eficientemente de mantener y acrecentar.

El mundo europeo se constituyó como heredero del Imperio Romano al que se sumaron la influencia germana y el cristianismo. El primero tenía un modelo, una arquitectura, un formalismo del poder, con ciudadanos recorriendo el *cursus honorum*, en funciones públicas, honrando al Estado, alcanzando riqueza y poder. Con la patria como valor supremo. La tradición germana estaba caracterizada por una idea elemental de la vida, con aprecio por el valor y la destreza, el goce primario de los sentidos y la satisfacción de los apetitos. A éstos se sumó el cristianismo, al fin y al cabo una religión oriental, interesada en la salvación, en la conciencia, con desprecio por la vida terrenal y el acento en la vida eterna, lo que para algunos contribuyó a la decadencia del Imperio (Romero, 2004). Pero dio lugar a la cultura europea y sus consecuencias.

Una consecuencia era la constitución de la sociedad en "oradores, defensores y labradores" (Romero, 2004). Hombres de la Iglesia los primeros, soldados los segundos y productores los últimos. La Iglesia predominando espiritualmente e imponiendo la idea de defender y propagar la fe cristiana.

Alberto Carli y Beatriz Kennel

A su vez en tensión permanente con la aristocracia y los nobles en una puja por hacer primar la idea de un poder terrenal delegado por Dios *a través de su iglesia o en la persona del soberano*. Como se entenderá esta tensión dio lugar a innumerables conflictos entre el papado y los reyes europeos. Es ejemplar la historia de Enrique IV de Alemania esperando el perdón, descalzo y en la nieve, a las puertas del castillo donde se alojaba el papa Gregorio VII (Reither, 1977).

Para ilustrar esta visión del mundo dirijamos nuestra atención a la Inquisición. Herramienta de dominación de los papas católicos, también guardiana de la fe, se inició en 1184 y tuvo intervención en España y sus dominios hasta 1821.

En la obra de un cineasta genial, Ingmar Bergman (1918-2007), se destaca una película, *El séptimo sello* (1957) que usaremos para ilustrar lo que queremos decir. En la misma se muestra el regreso de un caballero cristiano que, acompañado por su escudero, vuelve de las Cruzadas. Llega horrorizado por las muertes. El autor Bergman, en plena Guerra Fría (1947-1991), está impregnado de terror atómico, Hiroshima y Nagasaki han ocurrido poco tiempo atrás. Lo siniestro está presente. Theodor Adorno (1903-1969) llega a decir que *luego de Auschwitz es imposible escribir poesía*. El caballero cristiano, expresando las ideas y dudas del artista, se pregunta por la existencia de Dios. En el camino a su castillo pasa por un pueblo donde la Santa Inquisición procede a quemar a la causante (¿?) de la peste que los está devastando. Recordemos que cuando regresaron de las Cruzadas, junto con los caballeros, en los barcos llegaron las ratas y las pulgas propagadoras de la enfermedad. Pero pensar en gérmenes es una condición de estos tiempos, no de la Edad Media. En aquéllos todo lo bueno y lo malo que le ocurría al hombre era obra de Dios. Si ha llegado la peste alguien lo ha ofendido, alguien es el causante de lo malo que nos ocurre. El caballero se acerca a la joven, la mira a los ojos y le dice a su escudero, un hombre sensato, que quiere ver en ellos a Dios. El escudero le responde que en esos ojos sólo hay miedo.

Las Cruzadas tuvieron su comienzo en el año 1094 por iniciativa del papa Urbano II. Eran tiempos de conflictos entre los nobles con una población europea que había aumentado a un nivel en el que la tierra y sus productos se tornaban insuficientes. También el despliegue amenazante de los turcos y su incorporación al Islam trajo una situación geopolítica de peligro para el Imperio Romano de Oriente. Razones económicas, con la promesa de conquistas de nuevas tierras en ricas comarcas, se sumaron a las de tipo religioso esgrimida por el Papa, tales como el auxilio a los cristianos orientales y la recuperación de Tierra Santa. La actividad de los cruzados se desarrolló a lo largo de dos siglos en los cuales se produjeron varios hechos destacables: la construcción de ciudades, la expansión comercial, el uso del dinero, la aparición de los gremios y la participación activa de la Iglesia en acciones de tipo económico (Reither, 1977).

En 1492, mientras se buscaban otros caminos alternativos hacia el Oriente, se descubrió América.

Todo esto produjo la acumulación originaria del capital. Comenzó la globalización. Europa, sus imperios, se enriquecieron mediante la expoliación de los territorios periféricos.

¿Por qué estamos haciendo esta consideraciones históricas? Porque creemos que es la manera de entender la ocurrencia de los fenómenos de nuestro interés. A las preocupaciones eminentemente éticas, vigentes hasta ese momento, se agregó una viva inquietud mística y religiosa. Este posicionamiento espiritual se manifestó acorde con los intereses históricos y en 1607 se instalaron los primeros colonos en lo que sería Estados Unidos de América. Sobre la relación entre una cosmovisión religiosa y su correlato histórico-económico se ha explayado Max Weber (1864-1920) en su *La ética protestante y el espíritu del capitalismo* (1903).

El Medioevo presenta un interesante hilo conductor en las relaciones establecidas entre la razón, que les venía de Grecia, y la fe impulsada por el cristianismo. Al decir de Bogumil Jasinowski (1883-1969) se podría dividir en etapas: la primera que llega hasta el siglo XII con cierta compenetración mutua entre razón y fe. Entre sus representantes más destacados podríamos mencionar a Justino (100-162), Gregorio de Niza (330-394), San Agustín (354-430) y San Anselmo (1035-1109). Una segunda con una más clara diferenciación entre razón y fe, entre filosofía y teología. En este período se destaca Santo Tomás (1225-1274). El tercer período es el de la "verdad escindida", con una separación mayor entre la verdad de la razón y la de la fe. Su representante más destacado es Guillermo de Occam (1298-1349) con su nominalismo.

El orden cristiano feudal verificó paulatinamente un cambio. La economía se diversificó y dio lugar a la aparición de comerciantes y a la producción de manufacturas con lo que se fue fortaleciendo la llamada "burguesía", ajena a los intereses feudales y su enemiga.

El protestantismo luterano en el siglo XVI estableció la incompatibilidad entre razón y fe, una suerte de "doble verdad", que consideraba imposible hacer convivir en la unidad de la misma conciencia las afirmaciones de la razón y de la fe, más allá de que *ambas pudieran ser verdaderas*.

Pero llegó 1637 y en Holanda alguien dijo *cogito ergo sum*. Pienso luego soy. Se instalan el *sub* (debajo) *iectum* (lo que está ahí) y el *ob* (fuera de) *iectum*. Sujeto y objeto. Apareció el sujeto. Se inició la modernidad cuando alguien fue capaz de decir "soy". San Agustín ya había expresado, anticipándolo, "*si enim fallor, sum*" (si me engaño, soy) pero el contexto histórico no favoreció su instalación y desarrollo. La subjetividad agustiniana estaba dirigida hacia sí mismo. La cartesiana estaba destinada a pensar el mundo. Hizo falta que el descubrimiento de América rompiera las certezas geográficas y extendiera el mundo, que la Reforma (Dieta de Espira - 1529) desafiara al Papa y que las rebeliones socavaran el poder de los señores feudales. En un mundo atravesado por múltiples rupturas René Descartes (1596-1650) escribió *El discurso del método* y planteó su *"cogito ergo sum"*, mal traducido como "pienso luego existo". En realidad la traducción es "pienso luego *soy*", estableciendo lo que caracteriza a la modernidad: la subjetividad. Una subjetividad que se mostrará siempre enfrentada al somatocentrismo de la tenacidad y al otro individuo; al etnocentrismo comunitario; o al logocentrismo del Estado.

Ubiquémonos. Llegamos de la Antigüedad con el Estado como forma de organización social y apareció la tensión, todavía hoy vigente, entre Estado y sujeto. Los pensadores ensayaron respuestas a la tensión provocada por ese sujeto capaz de comprometer la seguridad del Estado y su continuidad (Dri, 2003). Así Hobbes (1588-1679) escribió *Leviatán* (1651) en el que mostraba la respuesta autoritaria a ese problema. Los liberales, entre los que se destaca John Locke (1632-1704), plantearon otra respuesta en la que *la libertad de un sujeto termina donde empieza la de otro* (*Ensayo sobre el gobierno civil:* 1660-1662). Otro destacado liberal del que hablaremos más adelante fue Adam Smith (1723-1790). Jean Jacques Rousseau (1712-1778) y *El contrato social* (1762), en el que se refería a un Estado democrático en el que se regulaban las relaciones. Finalmente Hegel (1770-1831) planteó *el Estado ético* (*Fundamentos de filosofía del Derecho*, 1817-1820) cuya herencia está presente en la frase de Lenin (1870-1924) en *El Estado y la Revolución* (*1917*) en la que afirmaba que *"La ética será la estética del porvenir"*. Esta frase, riquísima en su síntesis, es merecedora de análisis. Ambos términos, que designan a dos ramas de la filosofía, la estética, dedicada al placer sensorial y la ética, interesada en el deber y la virtud, se entrelazan en la expresión de un pensamiento superior: aquel que habla del placer encontrado en el deber y la virtud. Como vemos, los pensadores de los siglos XVII, XVIII y XIX dedicaron grandes esfuerzos en tratar de resolver la tensión sujeto-Estado propia de la modernidad.

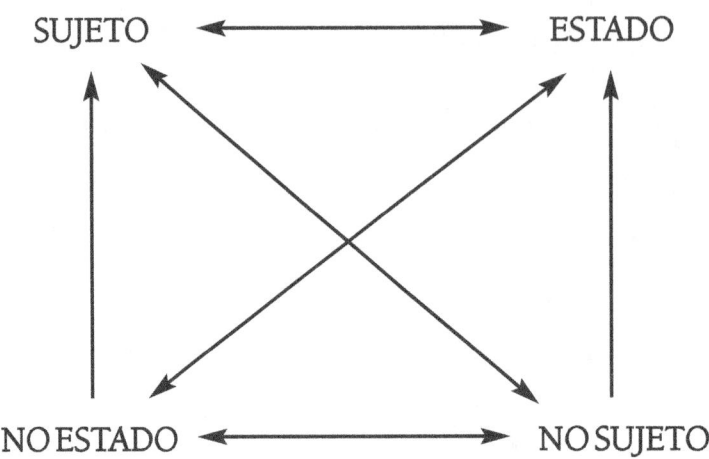

Para abundar en lo que acabamos de referir hemos de hacer uso, por entenderlo como de utilidad pedagógica, de una herramienta lógico-formal. En el esquema que presentamos, llamado Cuadrilátero de Greimas, por su creador, el filólogo y semiótico ruso-francés Algirdas Greimas (1917-1992) situamos como contrarios sujeto-Estado y no Estado-no sujeto. En términos lógicos, son contrarios en razón de que es posible su coexistencia. En el mismo esquema ubicamos los contradictorios sujeto-no sujeto y Estado-no Estado, condicionados por la imposibilidad de que se presenten juntos. Qué es lo que nos dice este esquema, con el que intentamos ilustrar la tensión mencionada más arriba entre Sujeto y Estado. Nos habla de la convivencia entre los términos absolutos, sujeto y Estado (nuestra condición ciudadana se da con su subjetividad en el marco de un Estado) y entre las condiciones particulares, no estado (el Estado no está en *todas las circunstancias* de nuestras vidas) y no sujeto (no siempre es posible hacer valer nuestras subjetividades personales). Si detenemos nuestra atención en la columna izquierda, en el eje no Estado- sujeto, fácil será entender que la condición de No Estado se presenta (eso intenta marcar la flecha correspondiente) subsumido en un sujeto absoluto, condición de la anarquía. Si observamos la columna derecha, en el eje no sujeto- Estado, otro tanto se puede decir: la negación de la subjetividad se da en las condiciones del Estado absoluto, es decir el totalitarismo. Con esta breve reflexión intentamos mostrar las dificultades que el tema ha tenido y tiene para la condición humana y su vida organizada.

Más de un siglo y medio después del texto de Descartes, Francia mostrará, con su Revolución, los efectos de su pensamiento (1789). De manera coincidente Lavoisier (1743-1794) publicó su *Traité Élementaire de Chimie (Tratado Elemental del Química* - 1789), el equivalente en su terreno de lo que fueron los *Principia* (1687) de Newton para la Física. Y citamos a Newton (1642-1727) porque fue el hombre capaz de realizar la síntesis integradora entre comprobación empírica y especulación racional, sentando las bases de lo que hoy conocemos como ciencia.

Entre 1543 (Copérnico: *De revolutionibus orbium coelestium*) y 1638 (Galileo: *Discorsi*) se trazó una frontera a partir de la cual se instaló en el hombre una visión mecanicista-causal del mundo, con una fuerte influencia cristiana que pensaba al creador escribiendo el libro de la naturaleza en *lenguaje matemático*. Bueno es señalar que todo esto no ocurrió de una manera súbita, hubo tanteos, idas y venidas, en el pensamiento occidental. Sobre las consecuencias que esta visión mecanicista-causal tiene en nuestra forma de pensamiento contemporáneo volveremos más adelante.

La anatomía de Galeno de Pérgamo (100-130), de quien se dice que alcanzó a disecar algunos cadáveres humanos pero que hizo su mayor experiencia trabajando con animales dadas las prohibiciones al respecto, fue la que primó hasta el siglo XVI en que nace Vesalio (1514-1564) quien publicó en 1543 su *De Humanis Corporis Fabrica* y abandonó su carrera académica para dedicarse a ser médico de las cortes de Carlos V (1500-1558) y luego de Felipe II (1527-1598), falleciendo en un viaje desde Jerusalén hacia Padua donde intentaba recuperar su cátedra.

William Harvey (1578-1657) fue discípulo de Fabricius que, con Fallopio, había sido uno de los sucesores de Galeno en Padua. Este médico inglés fue quien descubrió que la sangre circula, mediante la utilización de un método en el que, a diferencia de los filósofos que realizaban sus afirmaciones basados en principios de perfección, utilizó la observación y la experiencia señalando el camino que deberían seguir no sólo la medicina sino todas las disciplinas. Las ideas de Harvey no fueron las de un científico, sino la de un hombre del Renacimiento (siglos XV y XVI) que en sus escritos mencionaba aspectos relacionados con el espíritu y las fuerzas vitales propios de una visión mística de lo que había descubierto. Este descubrimiento, no obstante, fue resistido hasta que con el invento del microscopio (1650) fue posible visualizar las pequeñas conexiones entre arterias y venas, con lo que se completaba su teoría.

Ya en 1553 Miguel Servet (1511-1553), en su libro *Christianismi Restitutio,* en contradicción con la teoría según la cual la sangre se fabricaba en el hígado, había planteado que la sangre pasaba del corazón derecho al izquierdo a través de los pulmones. Esta afirmación la hizo basándose en tratados teológicos y no en disecciones pero, dado que en ese escrito y en otros había afirmado que Jesucristo no era la encarnación de Dios, fue apresado en Ginebra y quemado en la hoguera por calvinistas que lo acusaron de hereje, con lo que la intolerancia se muestra como que no ha sido patrimonio exclusivo del catolicismo.

Ya a principios del siglo XVIII en Gran Bretaña se había iniciado lo que conocemos como Revolución Industrial en la que artesanos ingeniosos habían dado respuesta, sin mayores saberes teóricos, a problemas cotidianos.

Hasta ese entonces la madera había sido el material destinado a la construcción y a servir de combustible. Su escasez determinó que se la reemplazara en la construcción por el hierro, más costoso pero mejor, y para combustión por la hulla, material inferior pero menos costoso. Estas circunstancias fueron factores determinantes en los dramáticos cambios que se sucedieron.

A modo de ejemplo piénsese que se trabajaba con calor del que no se podía conocer (y por consiguiente tampoco controlar) su temperatura y que en 1709 Farenheit (1686-1736) inventó el termómetro a alcohol (el de mercurio apareció en 1714), dos años después de que Thomas Newcomen (1663-1729) construyera la primera máquina de vapor de aplicación práctica para achicar por bombeo el agua que inundaba las minas (Gribbin, 2002).

Se verificaron cambios en la productividad, se mecanizaron la industria textil y la producción agrícola. Que las cosas hayan sucedido de esta manera se atribuye a los aires democráticos presentes en las islas a diferencia de la Francia con su *Antique Regime* o de la Alemania, con su mosaico de pequeños territorios bajo el dominio de señores feudales.

Por supuesto que estas puntualizaciones, en las que mostramos la relación entre el conocimiento y su aplicación tecnológica, no pueden dejar de lado el recuerdo de que un siglo antes también la establecía Galileo (1564-1642), tal vez la primera expresión histórica del hombre de ciencia, que no sólo se ocupaba de su condición de profesor de matemática de la Universidad de Padua sino que, además, tenía contacto con artesanos a los que ayudaba a solucionar problemas con bombas de agua y artefactos militares.

Esos artesanos ingeniosos, en el marco histórico que hemos resumido hasta aquí, instalan una nueva manera de conocer, otro modo, el de la *eficacia*, el de la ciencia. El Estado coexistiendo con la sociedad civil, agrupaciones de hombres libres por fuera del mismo, en diferentes tipos de organizaciones propias de la modernidad (logias, clubes, empresas). La burguesía apropiándose de la naturaleza y sus productos. El término "sociedad civil" aparece citado por primera vez en 1594 pero será central en los siglos siguientes (Williams, 1976).

Los siglos XVII y XVIII estuvieron atravesados por la polémica acerca de si el acceso al conocimiento del mundo estaba dado por la razón o la experiencia, estableciéndose así los cimientos sobre los que se apoyaría la revolución científica de la modernidad. Se instaló un modo de pensar que exigía verificación y medida y fue Isaac Newton (1642-1727) quien hizo la magnífica síntesis de la comprobación integradora y la especulación racional.

Emmanuel Kant (1724-1804), deslumbrado por los logros de la física newtoniana, publicó en 1781 *Crítica de la razón pura,* en la cual estableció una suerte de monismo gnoseológico. A diferencia de Descartes (que planteaba una dualidad: sujeto por un lado y objeto por el otro, esto es que el sujeto es capaz de pensar al objeto), Kant entendía que sólo importaba el sujeto, que era capaz de conocer al objeto porque era portador de categorías *a priori*: tiempo y espacio, que así lo permitían. El sujeto sólo conocería lo que está en condiciones de conocer, expresado por su contemporáneo Goethe (1749-1832) como *"Se encuentra lo que se busca y se busca lo que se sabe"*.

Para entender a Kant recurriremos a Hegel (1770-1831) que en su *Lecciones sobre la historia de la filosofía* (1830) dice:

"Kant (......) se representa la cosa sobre poco más o menos así: existen fuera de nosotros cosas en sí, pero sin tiempo y sin espacio; viene luego la conciencia, que tiene ya en sí misma el tiempo y el espacio, como la posibilidad de la experiencia, del mismo modo que, por ejemplo, para comer empezamos por tener boca y dientes, etc., como condiciones previas para realizar esta operación."

Esto es que para Kant, buen representante del idealismo alemán, la razón estaba centrada en el sujeto.

Para Hegel, que publica su *Fenomenología del espíritu* en 1807, ya no hay un sujeto que *crea la realidad* sino que, además, *es creado* por ella. Ya no hay una dualidad a lo Descartes: sujeto y objeto son la misma sustancia. Completando las ideas expresadas en su *Lecciones*: si bien tener boca y dientes facilita ingerir comida, ésta deberá tener la calidad adecuada. Así, la posesión de las categorías de tiempo y espacio permitirían acceder al conocimiento si éste estableciera con las mismas una particular e histórica relación dialéctica.

Antes mencionamos los grandes relatos. Vimos cómo el cristianismo colocó su propio prisma para una lectura del mundo. También cómo el Iluminismo en el siglo XVIII, con su fe en la razón, dio fundamentos a las condiciones del conocimiento.

Como dijimos antes el descubrimiento de América (1492) condicionó nuevas fronteras. Los imperios iniciaron una temprana globalización y reparto del mundo. A lo largo de tres siglos España, Portugal, Inglaterra, Francia y Holanda europeizaron el mundo. La Revolución Industrial en la Inglaterra de principios del siglo XVIII marcó la finalización del sistema feudal dando lugar a un nuevo modo de producción. Esto no es casual: se da con la aparición de dos fenómenos: el recurso a la experiencia y el camino a la abstracción. Se incrementa el comercio y la industria, el declive de los artesanos y el ascenso de la burguesía (la más revolucionaria de las clases al decir de Marx) con sus comerciantes y financistas. Cambia la vida cultural, económica, social y religiosa. Se verifican migraciones masivas del campo a la ciudad, se modifican las relaciones intrafamiliares. El máximo nivel de abstracción se muestra con el uso masivo del dinero, el debe y el haber de los registros contables establece relaciones sociales antes mostradas con la exhibición de propiedades. La sociedad civil toma la conducción de la economía y la política de los países centrales. Todo esto, contemporáneo a la aparición de una forma nueva de conocimiento, con una cualidad esencial, la *eficacia*. *Este conocimiento es el científico*, destinado a conocer los problemas del mundo y solucionarlos.

Todo esto en el marco de una nueva forma de relaciones económicas: el capitalismo. Sistema económico que se fue estableciendo y que básicamente consiste en el que los *seres humanos* y las *empresas* llevan a cabo la *producción* y el intercambio de *bienes* y *servicios* mediante transacciones en las que intervienen los *precios* y los *mercados*.

Un sistema de indudable potencia en su capacidad de producción económica pero que hizo que en 1729 Jonathan Swift (1667-1745), cuando el mundo ya daba señales del sentido en que se orientaba, escribiera "*Una modesta proposición*", en la que irónicamente proponía solucionar el problema de los niños pobres de Dublín con el simple recurso de ¡comérselos!.

En 1776 Adam Smith publicó *La investigación sobre la naturaleza y las causas de la riqueza de las naciones* en la que analizó los orígenes de la riqueza y las condiciones determinantes del surgimiento del capital, dando lugar a las bases teóricas de la economía capitalista. Esta obra está dividida en cinco libros: en el primero trata sobre la división del trabajo y la distribución del producto de ese trabajo entre las diferentes clases sociales; el segundo explica la naturaleza, la acumulación y el empleo del capital; el tercero lo dedica a la historia general de la riqueza a través de los tiempos y naciones; el cuarto lo dedica al examen de los principales sistemas económicos y el último está dedicado a la aplicación de todo lo desarrollado en los libros anteriores. Es interesante leer que este cuerpo doctrinario fue pensado para ofrecer una ciencia destinada a enriquecer tanto al pueblo como al soberano, o bien cuando el autor afirma que "*Es la equidad, la que exige, además que aquellos que alimentan, visten y alojan a la población al completo deban tener una participación en el producto de su propio trabajo...*" o cuando dice, al referirse a los beneficios de los dueños de los medios de producción que la tasa de ganancia "*es naturalmente baja en los países ricos y alta en los países pobres, y es más alta que nunca en los países que están yendo rápidamente a la ruina*". Expresiones olvidadas de un teórico frecuentemente citado.

El triunfo de la Revolución Francesa (1789) fue el triunfo de la burguesía sobre el antiguo régimen. Los cambios ocurridos impregnaron toda la cultura e hicieron de los valores de una clase valores universales. En los años que siguieron a la Revolución se produjo un enorme desorden moral y una gran confusión organizativa y política. En respuesta a esa situación, en 1830, nació el *positivismo* (Comte, 1798-1857- Stuart Mill, 1806-1873) que hizo sentir sus efectos en la política, en la religión y en la ciencia. Podemos caracterizarlo como una forma de abordar los interrogantes del mundo, opuesto a toda metafísica y a todo conocimiento *a priori* así como a toda intuición, que planteaba atenerse a lo dado, en oposición franca a las corrientes *negativas*, esto es aquellas filosofías (iluministas, hegelianos, críticos) en las que toda forma dada debe pasar a su opuesta y así realizarse en todo su contenido.

Heredero de esa tradición es el *positivismo lógico* del siglo XX, en el que se unieron la sumisión a lo puramente empírico unida a su tratamiento con herramientas de la lógica formal, y que hizo sentir sus efectos hasta bien avanzado el siglo XX, de lo que nos ocuparemos más adelante. Newton había hecho la magnífica síntesis de experiencia y racionalidad, que separaba a empiristas y racionalistas, dando nacimiento al trípode *racionalidad-lógica-experimentación* en el que se asienta el edificio de la ciencia tal como lo conocemos. El positivismo era una forma de pensamiento en la que, de lo que se trataba, era de la representación de los hechos sin ninguna mezcla de teoría ni mitología. Fue una forma de pensamiento adecuada para la consolidación del capitalismo.

Entre 1863 y 1877 Karl Marx (1818-1883) escribió *El capital* en el que describe y denuncia los males del sistema capitalista y propone su reemplazo por el socialismo.

Si consideramos a las ciencias de la salud como constituida con cuatro elementos polares: prevención- salud- enfermedad- recuperación (Juan Samaja; 1941-2007) fácil será pensar que el capitalismo, sistema económico destinado a la creación de riqueza, se expresará con toda su potencia en el terreno de la salud, la enfermedad y la recuperación tanto en la investigación médica como en la actividad profesional. Con algunos cambios evolutivos: ya no se trata sólo de ser eficaz sino también eficiente. El interés puesto en la poco rentable prevención será escaso.

El pensamiento marxista, al cuestionar los aspectos relacionados con el beneficio económico, puso especial énfasis en la prevención pero a costa de sembrar de dudas la epistemología de las ciencias de la salud. Al plantearse una literatura médica "social" se restó importancia a la esencia biológica sobre la que se da la compleja condición humana, impulsando un humanismo abstracto que llevó a que las ciencias de la salud de alto nivel científico y los anhelos de salud colectivos tan deseados, fueran por caminos paralelos, lamentablemente sin una síntesis superadora.

Nos parece oportuno recordar a Sartre en su *Crítica de la razón dialéctica* en donde expresaba (refiriéndose a la sociología científica): "*Pero no habría que tomarlo como pretexto para adoptar en el acto la actitud inversa y rechazarla sin más consideraciones porque es 'un arma de clase en manos de los capitalistas'. Si es un arma eficaz —y ha probado que lo es—, es que de alguna manera es verdadero; y si está 'en manos de los capitalistas', es una razón de más para arrancársela y para volverla contra ellos*".

Recordar las inteligentes palabras del filósofo francés servirá a los fines de entender lo ingenuo y hasta peligroso de no hacer uso de una potente herramienta, útil para el bienestar de los pueblos, con la excusa de que su origen estuvo y está enraizado con los del sistema responsable de muchos de sus sufrimientos.

A lo largo de los siglos XVII y XVIII fue enorme el progreso ocurrido en el panorama general de la ciencia, pero fue en el XIX que apareció la figura de Claude Bernard (1813-1878) sentando las bases científicas del conocimiento médico publicando *Introducción al estudio de la medicina experimental*, en 1865, y *Les phenomenes de la vie communs aux animaux et aux vegetatux*, en 1879.

Hasta el siglo XX la medicina y su investigación, y diríamos que la de la mayoría de las disciplinas, se plantearon a la luz del paradigma mecanicista causal que le venía del siglo XVII. En las primeras décadas del siglo XX surgió lo que se dio en llamar *Pensamiento Complejo* con autores como Whitehead (1861-1947) y su *Proceso y realidad*, Husserl (1859-1938) y su *La crisis de las ciencias europeas*, Cassirier (1874-1945) con *Filosofía de las formas simbólicas*, Dewey (1859-1952) y su *Lógica: teoría de la investigación*, Piaget (1896-1982) *Introducción a la epistemología genética;* Bateson (1904-1980) *Espíritu y naturaleza;* Lorenz (1903-1989) escribió *La otra cara del espejo;* Prigogine (1917-2003) *Autoorganización en los sistemas de no-equilibrio;* Morin (1921) y su *Método*.

Todos ellos expresión de un renacimiento de una concepción dialéctica de la ciencia con sus resonantes éxitos: la física cuántica, las matemáticas no lineales, la teoría de las catástrofes, la de los sistemas disipativos en la termodinámica, las redes neuronales en las neurociencias, la inteligencia artificial, etc. (Samaja).

En otro lugar referimos que para Sartre investigar supone el encuentro entre dos abstracciones: la mente del investigador y lo investigado. Señalaremos, en primer lugar, que entendemos el pensamiento como una actividad cerebral compleja, desordenada y múltiple. En segundo lugar diremos que conocer es transformar la complejidad de la realidad en una complejidad más comprensible. Antes vimos que Descartes ubicaba su interés en el objeto, Kant en el sujeto y Hegel en la relación entre ambos. *El pensamiento complejo incluye al investigador, el investigador forma parte del sistema experimental* (Sartre, *Crítica de la razón dialéctica*).

Es interesante recordar aquí palabras de Santo Tomás (¡dichas en el siglo XIII!): *cognitum est in conoscente per modum conoscentis* (lo conocido está en el sujeto que conoce por su modo de conocer).

Sartre muestra que "hay conciencia de objeto" y no un "yo tengo conciencia de objeto". Es Heidegger afirmando *que no se debe" pensar en la cosa", sino "pensar la cosa"*. Es el sujeto implicado en el objeto.

En palabras de Morin: *"El sujeto aquí reintegrado no es el Ego metafísico (......). Es el sujeto viviente, aleatorio, insuficiente, vacilante, modesto, que introduce su propia finitud. No es portador de la conciencia soberana que trasciende los tiempos y los espacios, introduce, por el contrario, la historicidad de la consciencia"* (El Método, 1966).

Estas breves enunciaciones sirven para que pensemos que las insuficiencias de un abordaje lineal disciplinario o multidisciplinario del modelo mecanicista pueden tener su expresión superadora en un abordaje estructural inter y hasta transdisciplinario como el propuesto por el pensamiento complejo.

Todo esto nos permite imaginar una constelación de sistemas complejos con una enorme potencia en el campo de la ciencia.

Esta reseña intenta ilustrar acerca de cómo ha sido la evolución del conocimiento y de su relación entretejida con los grupos humanos coexistentes. Así se entiende, como vimos más arriba, la visión de la salud y la enfermedad humanas en tiempos en los que predominaba la influencia de la Iglesia Católica. También estas líneas han de servirnos para entender la aparición contemporánea del *laisser faire* en economía y el liberalismo en política y cómo la idea de la selección natural darwiniana favoreció las más crueles formas de explotación en nombre de la supervivencia del más apto.

El problema del conocimiento en las ciencias de la salud

Pensemos que el conocimiento en las ciencias de la salud presenta tres problemas:

1) Ontológico: ¿cuál es su objeto cognitivo?

2) Metodológico: ¿cómo se aborda ese objeto?

3) Epistemológico: ¿cómo se produce el conocimiento?

Alberto Carli y Beatriz Kennel

Todos los días nos enfrentamos al dilema de si tratamos enfermedades o seres humanos enfermos. Nos ocupamos del "caso", ¿o del hombre o mujer sufrientes?. Y en este punto se toca la tan repetida cuestión acerca de si las ciencias de la salud son ciencias o artes, esta última denominación ganada por el uso, aunque se la debe entender en el sentido de "profesión", en el terreno de la aplicación práctica de los saberes. Por supuesto que cuando se trata de la realización de un proyecto destinado a generar conocimiento no caben dudas con respecto a lo que la *praxis* exige: el mayor de los esfuerzos por llegar al más riguroso de los resultados. Pero, ¿conocer en profundidad una entidad gnoseológica médica implica conocer más sobre el individuo que la presenta?. Por otro lado, tener el más acabado acercamiento a ese otro que reclama nuestra ayuda, nuestro alivio, ¿nos garantiza tomar las mejores decisiones en el diagnóstico y tratamiento de la enfermedad que lo afecta? ¿Seremos capaces de discernir entre enfermedad y padecimiento? En este sentido la lengua inglesa nos permite diferenciar entre uno (disease) y otro (illness). Es de desear que nuestros profesionales sean capaces de diferenciar uno de otro, ser suficientemente científicos para uno y suficientemente humanos para el otro.

El problema ontológico exige que ese objeto del conocimiento, que no es "real", que no es "el de la realidad" socialmente construido, sino aquel *que podamos pensar*.

Para el problema metodológico solemos utilizar metáforas que creemos son ilustrativas de cómo lo entendemos. Una forma de pensarlos es a la manera de las "cajitas chinas", o las muñecas rusas, en las cuales existen objetos que son abarcadores de otros de menor tamaño y, a su vez, son subsumidos en otros mayores. Esto es que, cuando nos enfrentamos a un problema deberemos pensarlo como un sistema en el cual, por lo menos, deberemos reconocer tres partes: el sistema propiamente dicho y los correspondientes sub y suprasistema. En otro capítulo ilustramos esta idea con un ejemplo extraído del libro *Los sistemas complejos* (2006) de Rolando García (1919).

¿Ciencias "duras"? ¿Ciencias "blandas"?

En alguna ocasión, en los años sesenta, se le planteó a Orson Welles, el gran director de cine estadounidense, cuál era su pensamiento acerca de la corriente cinematográfica llamada "Nueva Ola", a lo que respondió: *"No hay nuevas olas, sólo hay mar"*. Parafraseándolo, diríamos que "no hay ciencia buena o mala, no hay ciencia "dura" o "blanda", sólo hay ciencia".

La idea de buena o mala ciencia aparece con frecuencia en disputas en donde se ponen en juego diferentes aspectos de la condición humana. Desde lo que tienen de hegemónicas algunas disciplinas con mayor tradición histórica hasta la terrenal disputa por fondo de investigación o subsidios.

La idea de buena o mala ciencia está contextualizada con una antigua clasificación que divide a las disciplinas en "duras" y "blandas", reconociendo entre las primeras a aquellas cuyos arquetipos son la física y la química que, como vimos antes, reconocen sus orígenes en los siglos XVII (Newton) y XVIII (Lavoisier). Como ciencias "blandas" se conocen aquellas que vieron su desarrollo recién en los siglos XIX y XX y que, en razón de las propias características de sus objetos de interés, debieron adoptar estrategias diferentes para la recolección de sus datos.

Obsérvese que hemos utilizado el término "estrategias" que es lo que *realmente* diferencia el accionar de esas disciplinas, a las que seguiremos denominando como "duras" y "blandas" simplemente por razones de claridad expositiva.

Antes referíamos la diferente posición que adoptaban Platón y Aristóteles, mostrada en el célebre cuadro de Rafael, con Platón ocupándose de los aspectos metafísicos y Aristóteles de lo terrenal, de lo cotidiano. Como una continuidad con permanencia histórica es entendible que algunas disciplinas intenten conocer y comprender y otras favorezcan una posición más concreta y que para tales fines opten por, nuevamente, diferentes "estrategias".

Como consecuencia de la confusión existente en el tema, hasta existen libros en cuyo título se anuncian los métodos (¿?) cualitativos de investigación, ratificando el malentendido, cuando *in sensu strictu* se deberían hablar de "estrategias cualitativas" que en eso consiste en definitiva la manera en que las llamadas ciencias blandas recogen la información, producto de su trabajo.

Las maneras en que se recogen los datos estarán de seguro condicionando sus alcances y sus consecuencias, pero lo que queremos dejar bien sentado es que no tienen ni deben poner en cuestión su cientificidad.

Es de particular interés, en un libro dedicado principalmente a los profesionales de las ciencias de la salud, puntualizar estos aspectos epistemológicos propios de las ciencias "blandas" en razón de que dichos profesionales con frecuencia hacen uso de las estrategias de recolección cualitativas.

Estas estrategias cualitativas son puestas en cuestión con frecuencia en lo referido al rigor de sus afirmaciones y nos parece de interés marcar, con la mayor claridad de que seamos capaces, los malos entendidos circulantes.

Remitimos al lector a las páginas anteriores. Como se vio, siguiendo a Peirce, entendemos a la ciencia como un emergente histórico. Como el resultado de una necesidad de la sociedad civil de contar con un modo de conocimiento eficaz. Y es en nombre de la eficacia de esta manera de acceder al conocimiento en que deberemos poner especial énfasis.

No se trata de que las ciencias duras sean más científicas que las blandas, sino de entender cuáles son las condiciones en que se desenvuelven unas y otras.

Lo que diferencia a unas de otras es la estrategia de recolección de la información, el tratamiento que se hace de sus datos. Si el lector recuerda, en el modo de la metafísica, el conocimiento es la consecuencia de un pensamiento con una elaboración coherente y no contradictoria, ensayística, mientras que en la ciencia, el modo será el de la eficacia, en donde no sólo deberá haber riqueza conceptual sino que, además, el conocimiento deberá ser contrastado. Un error frecuente entre los científicos de las disciplinas "blandas" es que utilizan el primero de los modos y lo llaman "investigación", sin haber llegado al método propio de la ciencia, el hipotético-deductivo, esto es que no hacen ciencia.

Es habitual que los científicos de las ciencias duras, y rogamos se nos otorgue la licencia de seguir utilizando esa adjetivación nada más que a los fines de la claridad expositiva, crean en lo "real" de sus hallazgos. Realmente *creen* que el átomo es accesible a su mirada, o que la bomba de sodio *está* en la membrana celular, o que eso que encuentran con el microscopio electrónico *es* una mitocondria, En sentido contrario, *descreen* de que lo que un científico de las ciencias blandas puede considerar sus objetos.

Por supuesto que entendemos que algunos de los artículos publicados por autores de las ciencias blandas carecen de valor científico, si por científico se entiende lo logrado con la adecuada utilización del método hipotético-deductivo. Muchas de esas "investigaciones" no pasan de ser inteligentes, valiosos y útiles ensayos, reflexiones necesarias pero no suficientes para alcanzar el *status* de científicos.

Quisiéramos que el lector entienda que de ninguna manera estamos descalificando el uso del modo coherente y no contradictorio, el filosófico. Simplemente estamos diciendo que no es científico, sin que esta afirmación conlleve un sentido descalificatorio, sino clasificatorio. Bastaría recordar que el científico más representativo del siglo XX, Albert Einstein, utilizó esa forma de pensamiento como una .manera de aproximación a lo que sería su producción cumbre, la teoría de la relatividad. Antes de lograr la condición de científica hubo de realizar una reflexión filosófica en la que modificó la manera en que se consideraban las dos categorías kantianas que venían del siglo XVIII, tiempo y espacio. Cualquier científico que haga un esfuerzo de introspección acerca de la manera en que ha pensado alguna de sus investigaciones, verá que primero realizó un ejercicio de pensamiento crítico-reflexivo sobre el tema de su interés y luego pasó al campo propio del método científico.

Una ontogenia peirceana

El desarrollo de las ideas de Peirce realizado hasta aquí debería tener otras utilidades, más allá de las puramente epistemológicas. Por un lado vimos que nos sirve para entender las condiciones históricas en las que se produjeron los diferentes modos en que los humanos nos hemos acercado al conocimiento. También para desmitificar la idea de qué es la ciencia. Asimismo aspiramos haber dado algunas bases como para pensar con mayor fundamento acerca del lugar que la ciencia tiene en la vida humana. Por último para entender de qué manera se encuentran interrelacionados los distintos conocimientos de los que somos portadores y cómo esa interrelación tiene su efecto sobre los científicos, la ciencia y sus productos.

Pero estas ideas, en su riqueza, deberían servir para que pensemos otras realidades. Una pregunta que siempre nos sonó inquietante fue: ¿dónde ubicamos a un violador?, ¿en qué etapa evolutiva?. Porque si se trata de un individuo que es pura biología, en el que no se ha instalado la ley de prohibición del incesto propia del modo de la autoridad, del conocimiento comunitario, de qué manera la sociedad va a re-educarlo(¿?). Sería una opción frente a lo insatisfactorios de los resultados del régimen carcelario, la castración (¿?); y realizada que fuera, adónde iría a parar esa perversión, qué otro síntoma asocial aparecería? Este es un tema que dejamos para que lo piensen los filósofos del Derecho.

Como ciudadanos de un país en el que se desguazó el Estado, nos preocupa la existencia de grupos con comportamiento tribal. Nos suena como un llamado de atención acerca de las consecuencias de aquella afirmación de algún funcionario de la dictadura militar del 76, con rango de secretario de Estado, según la cual había que achicar el Estado para agrandar la nación desconociendo que en los ciclos históricos se dio primero la nación y que el Estado es una forma jurídica posterior. Esta ausencia del Estado en la vida social organizada tiene sus consecuencias, por las que todos los días nos espantamos, pero entendibles a la luz del pensamiento de un lógico del siglo XIX. Haber abandonado los valores de la modernidad que los estados sostenían tiene un precio que pagamos cotidianamente. El comportamiento tribal de algunos grupos sociales se nos muestra todos los días. Podremos pensar seguramente en las "barras bravas" del fútbol, pero no es menos tribal el comportamiento de algunos grupos sociales, económicos y políticos.

Estas ideas de Peirce también sirven para entender cuales son los intereses según la edad del individuo considerado. Un niñito, hasta los 5 o 6 años, tiene un comportamiento de neto corte biológico. Para él sólo existe lo que su biología le manda: quiere agua o comida, evacuar su orina o materia fecal, protestar porque tiene sueño, etcétera.

El ingreso en la escolaridad lo disciplina, lo incorpora al momento comunitario en el cual comienza a reconocer lo que la autoridad lo condiciona. Deberá respetar un orden establecido, asumirse como integrante de un colectivo, esto es ser actor de la denominada socialización.

En la adolescencia, prolongada en estos tiempos por razones cuya explicación exceden los propósitos de este libro, los individuos se descubren sujetos, asumen su subjetividad y ¡se rebelan contra el orden establecido!. Muchas veces con razones atendibles y entendibles, más aún, perfectamente válidas. Pero... desconociendo que hay un Estado que los precede, que el mundo ya estaba ahí cuando él hubo nacido, que el espectáculo no empieza cuando él llega, como en los viejos cines de barrio. La tensión sujeto-Estado se muestra en todo su esplendor en la rebeldía adolescente. El lector verá cuál de todas las respuestas que los pensadores antes mencionados han desarrollado le cae mejor con su forma de ver el mundo, la vida y sus circunstancias.

Finalmente, cuando ya se supone que se ha desarrollado una forma de pensamiento con capacidad de abstracciones, con habilidades que le permiten dejar de lado el pensamiento autorreferencial, se accede a la Universidad.

Por supuesto que no ignoramos que el desarrollo ontogenético que presentamos es ideal y que hay profesionales universitarios que nunca alcanzaron el pensamiento abstracto y que son todo autorreferencia.

Algunas puntualizaciones sobre la institución universidad

En este punto quisiéramos referirnos a la universidad. Esta institución tiene tres funciones: investigación, docencia y extensión. Todas ellas bien definidas pero interaccionando en un entramado tal que las decisiones político-ideológicas que se tomen en una de ellas repercutirán sobre las otras dos.

Investigación

La producción de conocimiento ha sido, desde sus inicios, la razón de ser de la universidad. El tipo de conocimiento del que se ha ocupado ha tenido que ver con los momentos históricos en que se dio su accionar. La primera universidad, la medieval, marcó el acento en cuestiones y temas de interés para la cristiandad (recordemos la labor de la Iglesia Católica como guardadora de los tesoros culturales de la Antigüedad); la napoleónica puso el acento en los aspectos para los que había sido creada: prestar servicios al Estado y la alemana, a principios del siglo XIX, enfatizó su interés en la ciencia tal como lo deseaba el Estado prusiano. Esta corta enumeración intenta llamar la atención sobre la condición "no neutral" de la universidad y de su producción cognitiva. Y este llamado de atención nos parece imprescindible en un país como el nuestro en el cual los científicos olvidan, con frecuencia, aquella frase de Luis Pasteur sobre que "la ciencia no tiene patria, pero los científicos sí la tienen".

El conocimiento dista mucho de ser una "cosa" de la materialidad concreta o virtual. Es como vimos antes, una abstracción, un producto de la cultura. Recordemos a Jean Paul Sartre (1905-1980) cuando decía en *El ser y la nada* (1943) que *"la investigación científica es el encuentro de dos abstracciones: la mente del investigador y lo investigado",* y que *"el objeto es aquello que no se es".* Todo esto remarcando la condición de abstracción, de aislamiento conceptual tanto de la mente del investigador como del objeto de su interés. Objeto que finalmente también es un *constructo,* un objeto también conceptual al que le da existencia la conciencia del investigador, *que no está en el mundo, "es el mundo"* (Heidegger).

Decir que el conocimiento es una abstracción cultural es aceptar su condición de posibilidad histórico-social.

Lograr ese *constructo* es el resultado, por un lado, de las condiciones contextuales en que los temas-problemas tienen lugar: esto incluye el país, la región, la institución en que son abordados. Por otro, los propios investigadores con sus teorías, sus ideologías, sus comunidades, sus instrumentos.

Esta breve enunciación del conocimiento nos sitúa en *la imposibilidad de su transmisión*, su entrega. Lo que nos lleva al enlace con otra de las funciones mencionadas antes: la docencia.

Docencia

El fenómeno de enseñanza-aprendizaje tiene como característica la existencia de dos polos: alguien que enseña y alguien que aprende. De cómo este fenómeno tiene lugar ha llevado a la elaboración de diferentes teorías, en absoluto inocentes o desideologizadas.

Si, como vimos antes, la concepción del conocimiento implica la idea de un *constructo*, una abstracción, algo inasible, será entendible lo contradictorio de su cosificación.

Si es el producto de un momento histórico-social será difícil atribuirle dueños.

Si no podemos cosificarlo no se podrá entregarlo y si no tiene dueños no se lo podrá vender.

Con estas breves afirmaciones, casi aforísticas, intentamos poner en cuestión la naturaleza del fenómeno de enseñanza-aprendizaje y forzar las contradicciones en el marco de la universidad como institución caracterizada porque sus actores (docentes y alumnos) constituyen una comunidad educativa en la que el conocimiento circula, reformulándose desde lo conceptual y desde la empiria, con resultados que se esperan como enriquecedores. Y que difícilmente lo sean si están sometidos a un ejercicio autoritario y dogmático.

Extensión

El conocimiento, antes de la aparición de las universidades, estaba presente en grandes escuelas y liceos, siendo un claro ejemplo la Grecia antigua que, como vimos antes, supo tener una masa de conocimientos de fuerte peso en los ciudadanos, algunos de los cuales mantienen su vigencia hasta nuestros días.

En el Medioevo, como también dijimos, con y por la fuerte influencia del cristianismo, aparecieron las universidades como guardianas de los saberes de su tiempo. En el siglo XV, con la Reforma y la aparición de los Estados nacionales, las universidades cambiaron el eje de sus preocupaciones, con fuerte injerencia en los temas propios de la nueva escena político-institucional.

La Revolución Francesa, heredera y producto del pensamiento cartesiano, optó por suprimir lisa y llanamente las universidades y organizar la educación superior mediante escuelas especiales. El Estado napoleónico puso el acento en los aspectos profesionales. En el siglo XIX Newman pensó, en Inglaterra, la universidad como el ámbito en el cual se podían formar individuos católicos con los cuales influir sobre la sociedad, en un esfuerzo de recuperar a la luz de los nuevos tiempos la iniciativa religiosa, tal como vimos que ocurría en el Medioevo. También en el mismo siglo XIX se inició la denominada universidad alemana, en un marco fuertemente nacionalista con la idea de una universidad al servicio de la ciencia. En el siglo XX surgió la idea de una universidad al servicio de la cultura (Ortega y Gasset).

Esta apretada síntesis está destinada a marcar la fuerte relación existente entre la institución universidad y la sociedad y que se expresa en lo que en estos tiempos conocemos como extensión. Las decisiones que se tomen dentro de la universidad-institución en lo referente a este tema tendrán que ser tomadas mediante la fuerte articulación político-ideológica con las otras dos dimensiones que la constituyen.

Que se decida que la extensión esté destinada a un sector particular de la sociedad no es ingenuo. Que no se cuestione el origen de los fondos que se acepten para llevar adelante estas actividades, tampoco.

Algunas precisiones

El conocimiento que la universidad genere debe estar en relación con los problemas concretos de nuestro país.

Deberá definir con claridad la diferencia entre ciencia y cientifismo entendiendo por la primera aquella actividad que con rigor piensa los problemas con que sus comunidades se enfrentan y plantean sus posibles soluciones. Definimos por cientifismo las meras actividades acríticas, repetidoras de otras experiencias destinadas a otras realidades. De la misma manera que un escritor que quiera hablar del mundo nos contará su aldea, un científico que quiera hacer ciencia tendrá un firme compromiso en ocuparse de la región del mundo en que vive, la mejor manera de ser universal.

Alberto Carli y Beatriz Kennel

Para que la cadena cultural humana genere eslabones que aseguren su continuidad será necesario instalar en las generaciones de universitarios jóvenes una forma de pensamiento en el que predomine una visión que ponga en cuestión la sociedad y el mundo en el que su vida se desarrolla. Para ello es entendible que la idea de transmisión del conocimiento deba ser erradicada de las aulas universitarias. También que el esfuerzo deberá ser puesto en lograr el desarrollo de una universidad-institución popular que no populista, esto es donde se tenga como idea motorizadora que el pasaje por ella modifica de manera sensible la cosmovisión de los jóvenes más allá de que se alcancen o no los objetivos de máxima que significa la graduación final.

Esta posición pone en cuestión el tema de los postgrados (maestrías y doctorados) que, en una institución como la que imaginamos, no tendrían la significación que se las ha dado en los últimos veinte años, a la luz de lo que significa "la competencia académica" fuertemente influida por el concepto mercantilista (el conocimiento como objeto) de la educación. Como consecuencia de la idea de que la universidad debía cumplir con una función estrictamente destinada a transmitir saberes se estableció un territorio destinado a las "mejores inteligencias". Maestrías y doctorados, de vital importancia en cualquier desarrollo institucional, lo serán en tanto se los piense *como la superación dialéctica del grado*. Tal como estuvo planteado en estos tiempos en las universidades argentinas existe una disociación que ha logrado el deterioro del grado y el establecimiento de una competencia como si el desarrollo académico fuera una puja deportiva, todo esto estimulado por claros intereses económicos en el reparto del exiguo presupuesto educativo nacional.

La universidad es una institución parasitaria desde el punto de vista económico. Los fondos llegados desde el Estado se retacean a otras responsabilidades. Y si llegan de fundaciones o empresas son el producto de los beneficios de la explotación o robo de los más pobres, los que no tienen en su horizonte de posibilidades el acceso a la educación superior.

Si la extensión se entiende como la relación establecida entre graduados y la universidad, es claro que se trata de una actividad endogámica y autorreferencial, de más de lo mismo. Si entre la universidad y sus "benefactores" le caben las reflexiones previas.

La extensión debe entenderse como la apertura de la universidad a la sociedad, con una fuerte inserción en la comunidad, con un trabajo sobre el imaginario social como para conseguir en un tiempo más o menos cercano que la ciudadanía no universitaria vea a la universidad como una institución que le pertenece por derecho propio.

Qué es "ser" médico

A la luz de estas reflexiones entendemos que el objetivo es lograr que los jóvenes estudiantes se transformen en profesionales de las ciencias médicas y que los preparemos para asumir la responsabilidad de ocuparse de la salud y la enfermedad humanas. Para ello un buen objetivo es cambiar la condición de estudiantes por la de estudiosos con problemas que ya no serán los que los profesores, los libros y las revistas les planteen, sino aquellos que los pacientes les presenten. Con una tarea que consistirá en transformar la difícil complejidad de un hombre enfermo, en una complejidad más comprensible. En donde estudiar será una actividad que irá mucho más allá de lo cognitivo, para cobrar la importancia y compromiso que es condición esencial de nuestra tarea. Con saberes no destinados a acariciar nuestra vanidad tan humana sino a aliviar a quienes, muchas veces un desconocido, las circunstancias llevaron a confiarnos su vida.

El otro, enfermo, no será solamente un problema científico sino un problema humano. Con cada enfermo se recrea la tragedia humana. Como dijimos antes el hombre, ente entre los entes, es el único ser que sabe que va a morir. Y el trabajo de un médico será ayudarlo a soportar esa idea, confortarlo y acompañarlo en ese transitado camino, aliviando sus síntomas, dignificando su vida, respetándolo. Sorprendiéndose cuando no sea la ciencia la que los ayude en esa tarea sino el espíritu, la conciencia humana, esa vocación de servicio solidario propio de la condición médica, testigo de lo más excelso y lo más miserable de la especie. En el ejercicio de una tarea ética que, como vimos, es el resultado de miles de años de cultura y una construcción permanente que obra en cada uno de nosotros, en ese esfuerzo por ser mejores, por dar un testimonio que honre nuestras vidas

A los estudiantes hay que enseñarles que no existe ningún aparato, ni tecnología por desarrollada que sea, que reemplace la sonrisa, la palabra amable o el gesto afectuoso del profesional que se acerca a alguien enfermo.

Alberto Carli y Beatriz Kennel

Enseñar y aprender en medicina

La situación de enseñanza-aprendizaje es un fenómeno multidimensional que conlleva, entre otros interrogantes, la duda acerca de si es posible "enseñar", entendiendo tal actividad como el conjunto de acciones destinadas a lograr que alguien, que no sabe algo, lo aprenda.

Es evidente que un padre puede enseñar a su hijo a andar en bicicleta. De una mayor complejidad se presenta enseñar un marco teórico, un cuerpo doctrinario rico en abstracciones, necesitado de una serie de mecanismos no totalmente conocidos a la fecha.

En nuestras facultades y escuelas de medicina, en ocasiones, asistimos a clases de profesores que las dictan con la fantasía de que la enumeración de conceptos, las muestras de erudición, son una herramienta suficiente para que los asistentes incorporen su discurso, el discurso de la ciencia.

Un discurso ya es, en sí mismo, un problema. Nunca tenemos las seguridades de que nuestro interlocutor entiende *todo* lo que queremos decir, toda su significación. Y si esto es ocurre en la vida cotidiana, ¿qué no ha de pasar en el medio académico? Por supuesto que este es un tema en el que se ha pensado y como recurso para solucionarlo es que se crean los lenguajes de cada disciplina. No olvidamos que cualquier disciplina que pretenda la jerarquía de científica recurrirá a la estrategia epistemológica de crear su propio lenguaje, en el esfuerzo por superar los malentendidos que pudieran surgir en la comprensión conceptual del discurso.

Pero esto no es suficiente a la hora de enseñar. Lo que sirve para que los miembros de una misma comunidad se entiendan, no alcanza para que nos entendamos con los alumnos. No es suficiente para que "aprendan", que de eso se trata.

Para finalizar diremos que las características que condicionan la enseñanza de las ciencias de la salud responden al múltiple atravesamiento del contexto histórico-social-cultural y económico, por un lado y a las modalidades específicas del acto didáctico involucrado, por el otro.

En todo acto didáctico está dada la articulación de cuatro componentes que van a dar el tinte específico a la activación de los procesos de enseñar y aprender. Ellos serán: un sujeto de aprendizaje, un sujeto de enseñanza, un objeto de conocimiento y un contexto en el que dichos componentes se desenvuelven.

En las situaciones referidas a los actos didácticos necesarios para la enseñanza de las ciencias de la salud nos vamos a encontrar con un *sujeto de aprendizaje* que, independientemente de su nivel de formación, deberá hacer una necesaria síntesis integradora de aplicación concreta para la articulación teoría-*praxis*.

La posibilidad de esta articulación tendrá un correlato necesario con el desarrollo de los esquemas de pensamiento del sujeto de aprendizaje, de quien se espera haya logrado un nivel de abstracción lógico formal que le permita ubicar el caso particular en las categorías de lo general y viceversa.

Como revelan nuestras investigaciones realizadas en la Facultad de Medicina de la Universidad de Buenos Aires[1] un alto número de alumnos presenta dificultades para lograr este modo de operación del pensamiento, lo cual nos lleva, ya desde el análisis de este componente del acto didáctico en las ciencias de la salud, a un primer nivel de obstáculo en los procesos de aprendizaje de los contenidos.

Los *sujetos de enseñanza* de las ciencias de la salud deberán ser portadores de estrategias claras acerca de cómo llevar adelante cada acto didáctico, ser poseedores de una claridad conceptual de integración que les posibilite conectar la parte con el todo. Cada disciplina necesaria para la formación del médico, del enfermero o de cualquier profesional de la salud, presentará un recorte de contenidos programáticos aplicables a ese sujeto que enferma. El arte de enseñar que permitirá la formación de un buen profesional radicará en no perder la visión del todo en esa parcialidad conceptual.

No será menor el esfuerzo por activar en los alumnos un pensamiento crítico, coherente y no contradictorio a través de diversas estrategias que privilegien la metáfora y la participación activa en el acto didáctico.

Los *objetos de conocimiento* que se intentan construir en los procesos de enseñar y aprender en las Ciencias de la salud tienen asimismo características particulares. Se trata de objetos de aprendizaje ligados con sujetos de padecimiento, que a su vez son otros semejantes con quienes, en el mismo acto terapéutico, se encuentran los sujetos de enseñanza y de aprendizaje. Y esto, lejos de facilitar el aprendizaje, puede transformarse en un obstáculo

---

[1] Tesis de doctorado: "Estilos de aprendizaje y esquemas de pensamiento para la conceptualización de palabras y el aprendizaje inmediato en los estudiantes de Medicina". Doctoranda Beatriz Kennel; Director Alberto Carli.

obturador de la dinámica de los esquemas de pensamiento, ligados con la inteligencia puesta en juego para el abordaje cognitivo de los contenidos. Ya no se trata sólo de pensar esos contenidos, sino que es necesaria la consideración de estrategias pedagógicas que contemplen los aspectos éticos, ligados indiscutiblemente con la relación profesional-paciente, en una nueva relación profesor- paciente-alumno.

Es así que enseñar y aprender en las ciencias de la salud exige la consideración de un triple esfuerzo, el del docente, el del alumno y el de un paciente, que debe consentir formar parte del acto didáctico para la formación del profesional.

Capítulo 2

Las ciencias de la salud: naturaleza de su objeto de estudio (I)

El objeto de estudio y su construcción

Como surge del capítulo 1 el lector entenderá que llegar a esa forma de conocimiento llamada ciencia obligó al hombre a recorrer dificultosos caminos, nunca lineales, con tanteos, con retrocesos y avances en los que fueron importantes tanto las formas de organización de los colectivos humanos como la manera en que esos mismos colectivos interpretaban el mundo en que vivían. En ese largo camino evolutivo el conocimiento se fue presentando como somato, etno y, finalmente, logocéntrico.

La ciencia no es una visión del mundo mejor o más verdadera que otras. Existen temas sobre los que nada tiene para decir y que están reservados al arte, la religión o el inextricable espíritu humano. No obstante, como vivimos tiempos en los cuales hasta para vender dentífricos se hace uso y abuso de lo que la ciencia dice o se la hace decir al respecto, es importante entender de qué se ocupa.

La mente humana, en su esfuerzo por conocer el mundo en el que vive, realiza esfuerzos para apoderarse de los mismos. Incapaz de acceder a la existencia "real" de los mismos, imposibilitado de acceder a la cosa, tema de interés de toda la filosofía desde Platón a Heidegger (*Qué es la cosa?- 1950*), se apodera de los entes de su mundo de manera simbólica, los hace parte de su "realidad". Pero no le basta: además de saber de los entes que la rodean nuestra especie quiere conocerlos, necesita transformarlos en objetos de conocimiento.

Es tal el entretejido conceptual que la "cosa" implica, que nos gusta recordar con frecuencia que la incógnita, en matemática, se simboliza como "x", letra *chi o ji*, que en lengua arábiga significa "cosa".

Sobre lo que decimos se han hecho intentos desde diferentes disciplinas. La semiótica lo hace cuando menciona la cosa real y la denomina "referente" a la que mediante metáforas se le atribuye un "significado" y de manera arbitraria un "significante" simbólico.

También la pedagogía, cuando hace de la cosa un "texto" que trabajado desde el *querer* y, mediante el uso de "actitudes y emociones", logra acceder a un *poder* sobre "conocimientos y destrezas", con el que logra *saber* sobre ese texto. Así querer, poder y saber constituyen el trípode con el que la disciplina entiende que se accede al objetivo *hacer*. Nosotros entendemos que la cosa constitutiva implica además un *contexto*. No sólo es importante lo que un individuo humano dice de sí mismo (su *texto*) sino lo que de él se dice, su historia en el marco contextual que le tocó en suerte.

Con estos dos ejemplos se intenta ilustrar acerca del interés que el tema ha tenido así como los términos utilizados por cada disciplina según sus propios objetivos teóricos.

Como quiera que sea, nos interesa dejar claramente establecida las diferencias entre "objeto real", "objeto de la realidad" y "objeto del conocimiento".

Objeto real ⟶ Objeto de la realidad ⟶ Objeto del conocimiento

A mayor abundamiento ofreceremos un ejemplo ilustrativo. Cuando se ocluye una arteria coronaria se produce una necrosis del miocardio: eso es lo "real" *a lo que no accedemos*. Para incorporarlo a nuestra "realidad" científico-cultural, para apropiarnos del mismo, le ponemos una denominación, decimos que se produjo un infarto agudo de miocardio y lo decimos porque tenemos herramientas metafóricas (¿qué otra cosa son el electrocardiograma, las enzimas, la presencia de un cuarto ruido, sino maneras de hablar de manera simbólica del accidente coronario agudo?); tenemos actitudes y emociones (pedagogía), les atribuimos un significado (semiótica) y, por fin, somos capaces de hacer un diagnóstico. Esto es, usamos nuestros conocimientos y destrezas (pedagogía), usamos significantes (semiótica) como la denominación de eso que llamamos infarto agudo de miocardio. Dicho de otra manera: somos capaces de acceder al discurso simbólico de la ciencia.

Antes de seguir adelante quisiéramos traer un recuerdo desde el psicoanálisis. Esta disciplina entiende la existencia de tres registros que son superponibles a los mencionados en la pedagogía y la semiótica. Son ellos el real, el imaginario y el simbólico. Es interesante destacar que en el cruce entre el real y el imaginario, aquello que la pedagogía menciona como el campo del "querer", está la angustia, motor del deseo, necesario para cualquier realización humana. Ha sido el deseo humano el que llevó a la especie a apropiarse del mundo.

La siguiente figura es una síntesis de lo que venimos diciendo.

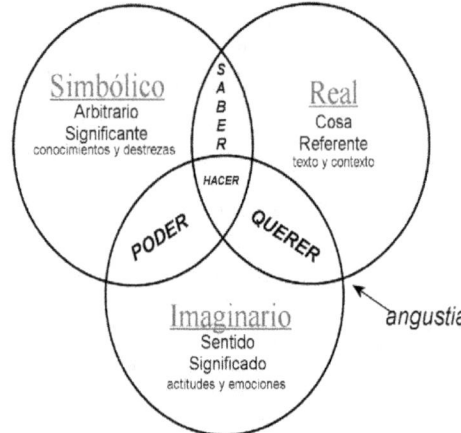

Luego de lo dicho tendrá el lector suficiente material para pensar y discutir pero, por sobre todo para entender lo complejo del tema que estamos abordando, con lo que nos vienen a la mente las palabras de Norberto Bobbio (1909-2004), cuando decía que alguien que pasa por la cultura tiene la obligación de sembrar dudas y no cosechar certezas y éste es uno de los objetivos de este libro.

Hasta acá nos encontramos con que hemos sido capaces de incorporar a nuestra realidad la idea de infarto agudo de miocardio. Pero, a partir de este momento, el gran desafío científico será lograr que sea un objeto de nuestro conocimiento, es decir que sea el objeto del que se ocupa nuestra disciplina, para la que debemos establecer condiciones de cientificidad.

Disciplinas científicas

Una disciplina científica, para ser tal, deberá ser poseedora de técnicas propias, un lenguaje matematizado y un objeto propio. Más adelante volveremos sobre el tema.

Las disciplinas científicas se ocupan de objetos que son producto de una *construcción*. ¿En qué consiste la misma? Piense el lector en la circunstancia en que alguien le pregunte acerca de su perro. Para satisfacer el pedido hará una enunciación de ciertas características con las que entiende que su interlocutor tendrá una idea acabada sobre su perro. Referirá por ejemplo el tamaño, el color y el nombre. Sin embargo no mencionará la raza, el carácter y la edad porque sin que nada lo justifique, eligió algunas y dejó de lado otras. Ha decidido, de manera arbitraria, seleccionar algunas características que, a partir de ahora, denominaremos *variables* que ha entendido como relevantes para satisfacer la pregunta que se le ha hecho. Con lo que, en síntesis, construir el objeto "perro" consistió en *seleccionar variables relevantes*. De la misma manera procede un científico cuando desea conocer un objeto. Como bien se entenderá, nada garantiza que la construcción del objeto "perro" sea la mejor. Tampoco que el científico realice la construcción más apropiada.

Volvamos a nuestro ejemplo clínico. Tenemos oclusiones coronarias y necrosis celular (reales) que caracterizamos como infartos agudos de miocardio (de la realidad) y, si deseamos su conocimiento científico, deberemos construir ese objeto del conocimiento.

Con la misma arbitrariedad con que alguien puede dar cuenta de cómo es su perro, un científico "construye" su objeto de estudio. En el caso del infarto agudo de miocardio no puede acceder a la necrosis (objeto real), metaforiza y es capaz de ponerle una denominación, infarto agudo de miocardio (objeto de la realidad) y para cumplir con su función profesional le basta con el registro imaginario, con lo que de semiótico o discursivo tiene su tarea.

Si quisiera hacer una investigación científica ya no le bastaría. Debería recurrir a lo que la ciencia exige. Deberá actuar con ciertas condiciones que aseguren la cientificidad de su tarea y regulen la arbitrariedad que mencionamos más arriba. Para construir su objeto deberá tener una teoría, objetivos e hipótesis.

La Teoría

La teoría es la herramienta imprescindible que usamos para *pensar* la investigación, para *construir* nuestro objeto de estudio, para *sustentar* nuestras hipótesis de trabajo. Y sin embargo......

Sin embargo puede que sus *complejidades nos compliquen*.

Esta circunstancia, que la teoría condicione al investigador y se transforme en una red en la que quede atrapado y que cuanto más se agite más enredado se encuentre, es harto frecuente, por lo que nos vemos obligados a plantear algunas reflexiones al respecto.

¿Qué es teoría? Obviaremos que en ocasiones hemos planteado nuestra preferencia por utilizar la denominación *marco teórico* por parecernos que tal denominación es más ilustrativa al dar una idea acerca de su función contenedora y de guía para los pasos que siga el investigador.

Teoría, que en griego significa *"contemplación"*, es el conjunto de hipótesis validadas, aceptadas por una comunidad científica, que luego de haber sido hipótesis de trabajo puestas a prueba la superaron, para dar cuenta (describir, explicar, correlacionar) del campo de la materialidad concreta o virtual de su interés.

Otra de las imágenes que nos viene a la mente es como la del lugar de la construcción imaginaria de un cierto orden, con el que accedemos a una ilusión de accesibilidad en la aprehensión del mundo, de lo "real". Al fin y al cabo, conocimiento y no conocimiento, esos contradictorios, son las dos modalidades del ser epistémico detrás del cual andamos cuando abordamos una investigación.

Son los *supuestos*, las verdades transitorias a las que se acepta mientras sean útiles y no aparezcan otras con mayor potencia heurística. Esto es, que se las acepta en tanto útiles.

Ahora bien. Siendo una teoría la suma de hipótesis que, en algún momento de su historia, debieron ser sometidas, en tanto hipótesis de trabajo, a la confrontación empírica, ninguna de ellas da cuenta de lo que Kant llamaba "la cosa-en-sí" (el *noumeno* kantiano), sino sólo de lo fenomenológico. Antes referimos lo inaccesible de lo real, esto es que accedemos a algo que es del orden de lo imaginario, de lo metafórico.

Fenomenológico que sólo podemos pensar desde la especulación, a la manera de un espejo, *especulando* con aquello a lo que accedemos.

Esto justificaría las dificultades en que vemos con frecuencia a investigadores, sobre todo aquellos que trabajan con predominio del paradigma cualitativo. Nos impresiona como que esto no les ocurriría a los "cuantitativos", a los "duros", no porque el problema no esté presente, sino porque no les dificulta el trabajo realizado, por muchos de ellos, en el más puro empirismo sin cuestionarse aspectos epistemológicos.

En alguna ocasión hemos conocido a algún psicoanalista interesado en "estudiar la constitución del Yo Primordial en las canciones de cuna". También a otro investigador, especialista en ciencias de la educación, intentando "ver" lo que el constructivismo dice que ocurre en el aula en el proceso de enseñanza-aprendizaje. Ambos, enredados en las complejidades de la teoría, que es *pura abstracción*, en un esfuerzo para hablar de aquello de lo que sólo se puede decir, como Heidegger, que "es lo que es". Aquello que sólo puede abordar de manera especular, reflejando la cosa, desde su imaginario, haciendo metáfora del mismo, estableciendo alguna analogía para la que ese *sujeto del conocimiento* estaría preparado *a priori*. Olvidando que nunca estudiamos la teoría sino las consecuencias que ella justifica y que, cuando no encontramos que esas consecuencias sean las que la teoría preveía, cambiamos de teoría, dando lugar a cambios epistemológicos, produciendo los cambios paradigmáticos, las "*revoluciones científicas*", al decir de Kuhn (1922-1996).

Por todo esto es que no nos parece redundante volver sobre aspectos que hacen al abordaje de la realidad y que, sintéticamente, se podría expresar así.

El investigador se enfrenta a *hechos*, y los mismos son "leídos" bajo el prisma de una teoría, expresada de manera *simbólica*, con algún tipo de lenguaje matematizado. Con esa herramienta es capaz de *referirlo* pero, siempre de manera parcial, incompleta. Nadie puede abordar y dar cuenta de *toda* la realidad.

Lo parcial que el investigador "ve" con una teoría, sólo lo puede "ver" desde su *imaginario* y "lo entiende" desde la teoría (toda simbolización, pura abstracción). Si, en el ejemplo del infarto de miocardio que nos ocupa, la teoría que portara el investigador fuera clínico-cardiológica, las variables seleccionadas para la construcción del objeto en cuestión serían diferentes a las que se seleccionarían si quien hiciera la investigación fuera un médico sanitarista con fuertes intereses de tipo político-social.

Los objetivos de investigación

El segundo elemento que utilizaremos serán los objetivos. La primera condición que debe remarcarse es que los objetivos *son siempre de conocimiento*. Y esta aclaración, que podría sonar redundante no lo es tanto a la luz de la experiencia en trabajar con profesionales de disciplinas en las que existe una permanente tarea de intervención en el campo. Estos profesionales, con frecuencia, confunden los objetivos de su proyecto con los *propósitos* perseguidos. Intentaremos aclararlo. Nadie cuestionaría la existencia de propósitos que guían a un investigador. Los científicos trabajamos para algo, hacemos algo con un propósito determinado, tenemos un "para qué", pero ése no es un objetivo de investigación. En el caso que referimos, pudiera ser que estudiar infartos agudos de miocardio esté motivado por el deseo de utilizar algún nuevo tratamiento pero ése sería un propósito y, en todo caso, el objetivo de esa investigación pudiera ser conocer acerca de la eficacia de ese nuevo tratamiento.

Los objetivos son divididos tradicionalmente en específicos y generales. Con los primeros no deberían existir confusiones a poco que se haya entendido lo explicado en el párrafo anterior. Por objetivo específico se entiende el que los investigadores intentan cumplir en un proyecto dado.

Otras son las dificultades al momento de definir el o los objetivos generales. Por un lado existe una postura en la que se sugiere no enunciarlos, con el argumento de que obliga a los investigadores a realizar malabarismos retóricos para ello. Estamos de acuerdo en que tal esfuerzo retórico existe, pero creemos que vale la pena porque permite al investigador, a su grupo y a los evaluadores del proyecto conocer dentro de qué marco doctrinario se realizará la investigación. De qué manera influirá sobre la teoría de la que se parte. Bueno es recordar el permanente juego dialéctico presente en la ciencia: de la empiria a la teoría y de ésta a la empiria, en un juego pendular denominado *muestreo teórico*. Se deberá tener en cuenta que, por definición, el objetivo general deberá incluir a los específicos. También que por el grado de abstracción logrado, el mayor que se pueda, tendrá la condición de inalcanzable.

Alberto Carli y Beatriz Kennel

Las preguntas de investigación y las hipótesis de trabajo

El tercero de los elementos a considerar serán las hipótesis de trabajo, las que se ponen en juego en una investigación dada. Una hipótesis es una respuesta tentativa a una pregunta con la que el investigador caracteriza el problema de su interés cognitivo. Sabemos que las preguntas que un investigador puede hacerse frente a un tema determinado pueden ser infinitas, también del grado de confusión en que puede caer, al enfrentarlas. Pero también que existe suficiente recorrido en el campo epistemológico como para poder enunciar algunas consideraciones sencillas que le aseguren ciertas e indiscutidas condiciones de cientificidad.

Las condiciones que debe guardar una pregunta científica son cinco y se puede utilizar como ayuda mnemotécnica el término FINER. Pasaremos a explicarlo.

Factible: una pregunta de investigación tiene que estar en el terreno de lo fáctico, de los hechos, tiene que tener la potencialidad de ser corroborada en la empiria. La más brillante de las preguntas caerá en el vacío si, por razones diversas, está impedida de ser llevada a las condiciones de realización concreta. Las preguntas tienen que ser pasibles de ser representadas en tiempo y espacio, en la empiria.

Interesante: debe presentar interés para la comunidad científica de pertenencia. Y esta condición tiene algunas connotaciones que quisiéramos puntualizar. Cuando se habla de "interés para la comunidad de pertenencia" se debe resaltar la condición de colectiva, de social, que tiene la ciencia. Nadie investiga en soledad. Pero, por otro lado, esta condición nos sirve para entender las dificultades de aquel investigador que se desempeña en una institución con la que no coincide en los temas de interés. Un biólogo que desee especializarse en estudios moleculares y que trabaje en una universidad en la que los intereses de sus colegas pongan el acento en el campo de la ecología, enfrentará a diario frustraciones diversas. Este tema también tendrá su expresión en los *papers* rechazados por no haber hecho una adecuada evaluación del congreso o revista en la cual se pretendió presentarlo.

Novedosa: cualquier pregunta-problema debe tener esta condición. Cierto es que, con frecuencia, nos encontramos con jóvenes investigadores, maestrandos o doctorandos, desencantados por lo dificultoso de encontrar preguntas que la presenten. A todos ellos les contestamos que lo novedoso puede no estar en el tema sino en el punto de vista desde el cual lo abordamos. El investigador debe recordar que el uso de la teoría a que nos referimos antes puede ser una muestra de nuestra creatividad en el uso de hipótesis ya validadas hasta el exceso o mediante la creación de nuevas categorías que le otorguen esa cualidad.

Ética: sobre este punto ya nos hemos extendido en el capítulo anterior cuando referíamos las condiciones históricas de su aparición pero nos parece oportuno recordar que la ciencia la entendemos como una reconstrucción conjetural de la realidad, a la ética (*êthos*) como una rama de la filosofía dedicada al estudio de los juicios ordinarios del *deber ser* y a la ley como aquel ordenamiento normativo-estructural expresado con un lenguaje, cualesquiera sea éste. A manera de síntesis: pensamos que en el desarrollo humano (tanto desde el punto de vista filo como ontogénico) la evolución ha sido la siguiente: lenguaje- ley- ética y ciencia. Y esto se ha dado en lo individual, a partir de la instauración de un orden interno estructurante del desarrollo libidinal que favoreció la condición de posibilidad para el surgimiento de una valoración del contenido y de la forma del pensamiento y la acción. El *deber ser* tendrá sentido en tanto y en cuanto aparezca un Otro en el registro simbólico, real o imaginario permitiendo inscribir la Ley en el inconsciente, para dar el tinte singular con que el sujeto responda por ella. En el orden colectivo nunca como hoy, en donde con frecuencia se cuestiona la Ley, estuvimos más obligados a preguntarnos sobre los efectos de esas ocurrencias en el hombre del postmodernismo. Los hechos de la vida cotidiana nos hacen pensar en una crisis originada en la caída de la Ley; en una pérdida de la capacidad de simbolización de nuestra especie; en una pérdida de la vigencia del deber ser (deberes e ideales; yo ideal; ideal del yo). Así entendido no nos sorprenderían algunas de las preguntas, las inquietudes y hasta las propuestas realizadas en marcos en los que se producen asombrosos intereses contrarios entre ciencia y ética.

Relevante: esta condición está justificada simplemente por su significación semántica, se trata de que la pregunta sea *importante*.

Hasta aquí nos hemos ocupado de la cientificidad de las preguntas. Alguien ha dicho que no hay problemas sin solución, sino problemas mal planteados. Más allá de no estar totalmente convencidos de tal afirmación, la misma nos sirve para darle valor a la adecuada construcción de las preguntas, a la correcta enunciación de los problemas, a la rigurosa caracterización de los mismos. Una de las dificultades que presentan las preguntas es que están mal formuladas y están mal formuladas porque están mal pensadas. Por supuesto que estamos convencidos de que los grupos con mayor capacidad para generar el mayor número y la mayor diversidad de las preguntas serán los que mayor y mejor producción científica produzcan. Pero también creemos que con algunas pocas y adecuadas estrategias sería posible lograr encaminar y orientar a los jóvenes científicos. Todo esto recordando que de la misma manera que "a vivir se aprende viviendo", también es cierto que "a investigar se aprende investigando". Podemos explicarle de manera minuciosa los aspectos técnicos de la natación a cualquiera pero, luego, no quedaría otro camino que tirarlo al agua. Con estas necesarias salvedades pasaremos a explicar el uso de las hipótesis en la construcción del objeto de estudio.

La enunciación de una pregunta tiene como correlato obligado su respuesta correspondiente. Uno de los recaudos a observar será no contestar lo que no se ha preguntado. Asimismo preguntar de manera que no queden dudas acerca del sentido de la misma, evitando utilizar dos negaciones (*¿No sabe si tiene Chagas?*- Respuesta: *No*. La duda: ¿no lo sabe o no está enfermo?).

A los fines de ordenar la manera en que se trabaja el momento de la generación de las hipótesis solemos recomendar a nuestros investigadores que, a la manera de una *brain storming*, de manera libre y espontánea vayan anotando todas las preguntas que se les ocurran sobre un tema.

En un segundo paso que analicen las condiciones de cientificidad antes mencionadas. Y que en un tercer paso ordenen las preguntas según la estructura lógica de sus respuestas. ¡Y asombrosamente encontrarán que sólo hay tres tipos posibles de respuestas! Nos extenderemos en el tema.

La descripción

Describir es hablar del objeto en función de sus atributos. Cuando decimos "la pared es de color blanco" estamos hablando de "la pared", de la cual decimos que "es de color blanco". Este tipo de proposición tiene la forma gramatical sujeto-verbo y predicado, hecho que con llamativa frecuencia es olvidado por los investigadores. Recordar algo tan obvio para universitarios como es la obligación de hablar correctamente la lengua materna facilitaría el desarrollo de las investigaciones. Cuando decimos "la pared es de color blanco" estamos hablando de "la pared", ese es nuestro objeto, del que queremos hablar, en el que estamos interesados. Y tal respuesta, en el marco de una investigación, debe ser recordada porque no es lógicamente correcto que cuando armamos una estructura hipotética de este tipo, donde decimos "A es B", terminemos hablando de B, el predicado. Si dijimos "La pared es de color blanco" deberemos hablar de "la pared" y no del "color blanco".

Las preguntas que reciben este tipo de respuesta son las que interrogan acerca del qué, del quiénes, del cómo, del cuánto, del cuándo y del dónde. Se deberá tener en cuenta la enunciación correcta de la pregunta. Si nos preguntáramos sobre "¿Cómo evolucionan los bloqueos AV completos en presencia de infarto agudo de miocardio de cara inferior" se tendría una respuesta del tipo: "Los bloqueos AV completos de los infartos de cara inferior son de evolución benigna". Y el objeto a estudiar sería "La evolución de los bloqueos AV". Si, en cambio, nuestra pregunta hubiera sido "¿Cómo evolucionan los infartos agudos de miocardio de cara inferior en presencia de bloqueo AV completo?". La respuesta sería del tipo "Los infartos agudos de miocardio de cara inferior evolucionan....? Y el objeto de estudio serían los infartos agudos de miocardio de cara inferior.

Como el lector entenderá en la primera el interrogante estará dirigido a los bloqueos AV completos y en la segunda a los infartos inferiores.

Todo lo dicho intenta justificar la importancia de que el investigador realice el esfuerzo de enunciar con corrección la pregunta de manera tal que exprese con precisión el problema que le preocupa y permita la ubicación, en el sujeto de la oración-hipótesis al objeto que nos interesa conocer y en el predicado lo que deberemos medir de alguna manera.

Las variables

Cuando antes mencionamos la manera en que se construye el objeto de estudio se mencionó que se hacía mediante la selección de variables. También que dicha selección estará condicionada por la teoría en juego, los objetivos de investigación a cumplir y las hipótesis de trabajo propuestas.

Una variable es una cualidad del objeto que por eso es "variable", tiene la capacidad de modificarse, de mostrar variaciones. Debe ser poseedora de dos condiciones irrenunciables: a) una clara definición conceptual, sobre cuya importancia no nos extenderemos, porque creemos haber abonado suficientemente en ese sentido por todo lo dicho en éste y en el capítulo anterior y b) tiene que ser operacionalizable.

¿Qué significa "operacionalizable? Que pueda ser medida. Y este aspecto viene a agregar otros condimentos a lo dicho en el tópico sobre las condiciones de las ciencias "blandas" y "duras".

La ciencia es un tipo de conocimiento eficaz, esto es que es capaz de cumplir las metas propuestas. Como se recordará es la herramienta que la sociedad civil necesitó para, mediante su aplicación tecnológica, apropiarse de la naturaleza y sus productos. Y para poder dar justificación de esa eficacia nada mejor que el uso de la herramienta que en el capitalismo alcanzó la cumbre de su legitimidad: la medida. ¿Cómo hablar de eficacia sin el uso de la herramienta que nos permita hacer algún tipo de comparación? Y en este aspecto, el frecuentemente olvidado de la naturaleza comparativa de la medición, subyacen la mayoría de las dificultades y confusiones de lo que se entiende por ciencia, cientificidad, etcétera.

Medir es comparar. Es tan correcto decir que "José mide un metro con ochenta centímetros" como expresar que "José es un individuo alto". En ambos se "esconde" la condición comparativa. En la primera de las afirmaciones estaremos comparando a José con el sistema métrico decimal y para afirmar sus 180 cm lo *compararemos* contra ese metro. En la segunda, la comparación será con la estatura promedio de la población con la que José convive.

Esta idea de que medir es comparar es olvidada, con las lógicas consecuencias de tipo epistemológico y metodológico. Entre las primeras, otorgando la condición de científicas, sólo a las disciplinas de tipo cuantitativo y entre las segundas llevando a la confusión a los investigadores de las cualitativas que olvidan que "la ciencia siempre mide" y se limitan a escribir ensayos o narraciones o anécdotas o bien no tienen en claro las condiciones lógicas y epistemológicas necesarias para la generación de las categorías con que se tratan las variables de las que se ocupan.

Cuando un científico de las ciencias "blandas" realiza una medición no generará valores sino categorías, esto es elementos con los que logre la adecuada traducción empírica del universo de atributos (variables).

Para ello respetará *condiciones lógicas*: a) las categorías deberán ser *exhaustivas*, no podrá quedar ningún individuo fuera y b) *exclusivas*, un individuo no podrá pertenecer a más de una categoría.

Las *condiciones epistémicas* exigen que tengan fuerza heurística, que sirvan a los fines planeados y que permita el descubrimiento de nuevas relaciones dentro de una misma variable.

Cuando se desea medir son exigibles dos condiciones a los instrumentos de medición. Y lo son, cualquiera sea el tipo de dato obtenido: cuali, cuantitativo o mixto.

Un instrumento de medición debe ser *válido y confiable,* condiciones que con frecuencia son confundidas.

Por *válido* entendemos aquel que guarda relación teórica con la variable a medir. Esto es, que mida lo que se desea medir. Esta simple enunciación parece de Perogrullo, pero entraña una prolija y minuciosa evaluación de la variable, en ocasiones con dificultades en su conceptualización teórica la que, no agotada, provocará errores metodológicos con consecuencias epistémicas.

Por *confiable* aquel que, como su etimología lo justifica, permita que *entre todos* (con) *seamos capaces* (able) *de dar fe* (fide). Esto es: que en las sucesivas mediciones realizadas con el mismo instrumento los resultados sean similares o con un grado de error aceptable.

El dato científico

La ciencia releva información y la misma tiene la forma de dato científico. En el primer capítulo utilizamos la metáfora de las "cajitas chinas". Volveremos sobre ella. Cuando más arriba explicamos la manera en que se construye el objeto de estudio, dijimos que se lo hacía mediante la adecuada manipulación y selección de aquellas cualidades que en ciencia se llaman variables. Esto es que un objeto tiene un número determinado de variables con las que hemos decidido construirlo. Pero lo que nunca debe olvidar el investigador es que *la ciencia siempre mide*. ¿Qué mide? Las variables del objeto de estudio. Cuando decimos que "El paciente presenta un infarto agudo de miocardio" tendremos un objeto de estudio (el paciente) al que lo caracterizamos por tener un infarto de miocardio. Y para poder afirmar tal cosa (que presenta un infarto agudo de miocardio) lo hemos "construido" mediante la selección de variables que deberán ser sometidas a algún tipo de medición: electrocardiograma, troponina I, clínica. *Esas variables deben ser medidas*. Y aquí aparece esa construcción llamada dato científico. Una construcción en la que consideraremos cuatro partes (Samaja): unidad de análisis, variable (¡de nuevo esta denominación!), valores o categorías e indicadores. Usaremos valores en los datos cuantitativos y categorías en los cualitativos.

La variable electrocardiograma, que usamos para construir el objeto infarto agudo de miocardio, la transformaremos en *unidad de análisis*, *aquello de lo que queremos hablar,* y nos preguntaremos *qué queremos decir de esa unidad de análisis* y lo que queramos decir de la unidad de análisis será otra *variable* subsumida en aquella (variable de la variable, recordar la metáfora de las cajitas chinas). Y esa variable podría ser, por ejemplo, el segmento ST, del cual nos preguntaremos *cómo vamos a hablar de esa variable,* y contestaremos *categoría* "sobreelevado" (cualitativo). Con esto tendremos un dato científico que nos dice que el electrocardiograma muestra un segmento ST sobreelevado. Y para lograrlo hemos utilizado un *indicador*, constituido por dos partes: procedimiento y dimensión. Sobre el procedimiento ya hemos dicho que debe ser válido y confiable. En este caso será válido porque el electrocardiógrafo está destinado a mostrarnos la actividad eléctrica cardíaca y confiable porque no tiene defectos técnicos. La dimensión será "gráfica", dado el carácter de lo que vemos.

Otro dato a consignar será el referido a la "troponina I" (*unidad de análisis,* antes variable al construir el objeto), la *variable* podría ser la unidad de medida (en este caso: ng/ml), el *valor* 3,4 y el *indicador* tendrá un procedimiento, los aparatos de laboratorio y una dimensión, la bioquímica. Con lo que el dato consignará por ejemplo troponina 3,4 ng/ml.

Con frecuencia se les presenta a los alumnos confusión entre "objeto de estudio" y "unidad de análisis", más allá de que sepan las diferencias que obran entre uno y otra desde el punto de vista conceptual.

Pongamos un ejemplo: si por teléfono yo le digo a mi interlocutor que tengo un objeto que sirve como envase para un líquido gaseoso bebible entenderá (construirá) con facilidad que el objeto es una botella. Si me pregunta por sus características (variables) le contestaré que es de un material flexible y si me pregunta por su etiqueta le diré que tiene un color y si, picado por la curiosidad, me demanda por el volumen le diré que se mide en ml. Cuando quiera completar la información, todas estas variables deberán ser medidas. Así el material flexible será de plástico, la etiqueta de color con un tono rojo y el volumen del orden de los 600 ml. Ahí tendrá la idea de que la botella que tengo en mi mano es de Coca Cola y no de Pepsi.

La explicación y el experimento

"Explicación" es un término polisémico y en esa condición radican muchas de sus dificultades. Explicar puede ser usado como sinónimo de orientar, enseñar, guiar, justificar, etcétera.

A los fines de una investigación científica, "explicar" significa, en sentido estricto, establecer *relaciones de causa y efecto* ilustradas en una construcción hipotética del tipo "A provoca B". Huelga mencionar lo accesible que es proponerla en el territorio de las ciencias "duras" y lo difícil de su utilización en las ciencias "blandas". Es entendible que así ocurra, dadas las posibilidades de control de las variables en las primeras y lo típicamente inverso, en las segundas. En física o química, mostrar la manera en que una determinada variable "provoca" un determinado efecto, está a la mano. Los cambios en la temperatura modifican los estados de la materia agua, a condición de mantener fijas ciertas condiciones controlables (altura con respecto al nivel del mar). Plantear una hipótesis y establecer relaciones de causa y efecto con referencia al cáncer de pulmón y el hábito de fumar resulta más difícil. Nadie podría decir con rigor que "el cigarrillo provoca cáncer de pulmón" habida cuenta que existen cánceres de pulmón en individuos no fumadores y fumadores que no lo padecen. Sobre esto volveremos más adelante.

Damos por supuesto que la enunciación no siempre tendrá, en el ejercicio cotidiano, la forma propuesta por nosotros. Un científico dirá que tal fenómeno ocurre debido (a causa, en razón, bajo la influencia, etc.) a tal otro. Aclarado esto diremos que la forma que nosotros proponemos intenta que alguien, con poca experiencia, tenga enunciada las dos partes constituyentes: las llamadas variables independiente e dependiente, en la que la primera ocurre antes y es causa de la segunda. Dicho de otra manera, en nuestra lengua romance se escribe de izquierda a derecha y así lo anterior, lo previo, lo que primero se lee, lo causal, se ubica a la izquierda y lo posterior, lo que se lee a continuación, el efecto, se ubica a la derecha. Pero otro beneficio de esta manera de enunciar las hipótesis explicativas es que *el objeto de estudio se ubica en la fácilmente identificable variable dependiente*. Es decir que, cuando decimos A provoca B, estaremos seguros de que nuestro objeto de interés será B.

Si expresamos que "La oclusión coronaria provoca infarto agudo de miocardio" sabremos que nuestro objeto de interés, del que nos ocuparemos, será el "infarto agudo de miocardio" y no "la oclusión coronaria". Tales elementales afirmaciones están destinadas a evitar lamentables equívocos que hemos encontrado hasta en tesis de doctorado, felizmente no muchas, lo que ha mostrado los errores conceptuales de los doctorandos pero, peor aún, de los directores de esas tesis.

Otro beneficio de esta enunciación será entender en qué consiste un experimento. En esencia es *estimular la variable independiente y medir la dependiente*. Estimular, dicho en el sentido de cambiar, modificar, eliminar o agregar. Proponemos al lector que lea algún artículo en el que se proponga un experimento y evalúe la hipótesis en juego y verá que, más allá de cómo la enuncien los autores, todas remiten a la forma esencial, explicativa, que mencionamos.

Todo lo dicho hasta acá tiene una manifiesta sobresimplificación, un reduccionismo. El lector entenderá que, en pocas oportunidades, los investigadores enfrentan variables causales únicas y aceptará que razones pedagógicas nos lleven a utilizar un modelo tan simple.

La asociación o la correlación

Antes dijimos de la existencia, que cualquier neófito conoce, de portadores de cáncer de pulmón que nunca han fumado o bien de fumadores sin cáncer de pulmón. Esta circunstancia ilustrativa nos servirá para entender la solución a la que se arribó ante las dificultades presentes en la hipótesis del tipo "A provoca B".

Se optó por la fórmula "A en tanto B", se buscaron relaciones de asociación entre variables, donde la búsqueda está orientada a establecer razones que nos acerquen a alguna forma de aproximación probabilística.

Así, afirmar "A mayor número de cigarrillos, mayor probabilidad de padecer cáncer de pulmón" tiene un mayor acercamiento a la habitualidad clínica. Este tipo de hipótesis tiene una condición, denominada "*doble implicación matemática*" que hace que mantenga su valor de verdad, enunciada en los dos sentidos. Así también guarda ese valor afirmar que "La mayor probabilidad de padecer cáncer de pulmón se correlaciona con el mayor número de cigarrillos".

El lenguaje de la ciencia

Nuestra condición de sujetos con lenguaje ha sido un factor determinante en la evolución alcanzada por la especie. También de los problemas que esa misma condición conlleva. Factores culturales así como del orden individual favorecen su ocurrencia. Así la ciencia optó por la utilización de un *lenguaje matematizado*.

Este término, herramienta del lenguaje él mismo y un claro ejemplo de lo que dijimos, también ha llevado a confusiones. Por lenguaje *matematizado* entendemos un lenguaje literalizado, es decir que use símbolos que se pueden y deben tomar literalmente, sin prestar atención a lo que eventualmente designen, con un uso ciego de sus símbolos, *apelando al uso de matemas*.

Como se entenderá esto determina que ya no hablemos de la ciencia, mal que les pese a los cuantitativos, como una actividad propia de lo cuantificable sino de lo matematizable. La inscripción de la fachada de la Social Science Research de la Universidad de Chicago, citada por Chalmers (1939-), en la que se decía que *"Si no puedes medir, tu conocimiento es escaso o insatisfactorio"*, sin duda contribuyó al malentendido. También Galileo, con su enunciado *"la filosofía está escrita en este grandioso libro (que yo llamo universo) en lenguaje matemático"*. En este párrafo Koyré (Alexander: 1892-1964) cree que se expresa el platonismo de Galileo, habida cuenta de que el tema del papel y la naturaleza de las matemáticas eran objeto de discusión entre Platón y Aristóteles.

En *La pregunta por la cosa* (1984) Heidegger diferencia entre "la matemática" y "lo matemático". La primera sería sólo una configuración de lo matemático. Para ello usa un ejemplo. Vemos tres sillas y decimos "son tres". Que son tres sillas no nos lo dicen las sillas, sino el concepto del "tres" que es aprendible, es lo matemático. *"Lo matemático es el presupuesto básico del saber de las cosas"*. Se "sabe" desde *lo matemático* no desde la matemática, diríamos nosotros.

En párrafos anteriores nos hemos esforzado en aclarar el sentido del término "medir". Las matemáticas son uno de los lenguajes matematizados pero no son, por sí mismas, la única expresión de la condición de matematizable. Esto determina que cualquier disciplina que aspire a la condición de científica le exija a su comunidad el esfuerzo de generar ese lenguaje matematizado que facilite la comunicación entre sus miembros y atenúe las confusiones. En este punto nos gusta recordar a Alfred Whitehead (1861-1947) cuando afirmaba que "Del error se sale, de la confusión, no"; con lo que estamos reforzando la idea de la utilidad que la condición de "matematizable" tiene.

Como se comprenderá, no todas las disciplinas tienen facilitado el logro de esta condición exigiendo a los miembros de su comunidad un esfuerzo de imaginación. Un claro ejemplo del intento en matematizar el lenguaje de su disciplina es el realizado por Jacques Lacan (1901-1981) en el terreno del psicoanálisis en el que, como veremos más adelante, se expresa la condición del sujeto como "barrado", esto es, *sujetado* por condiciones y el autor lo expresa con el signo "S/" tratando de escapar de los límites de significación del lenguaje cotidiano. Lacan fue uno de los más duramente criticados en un libro de Sokal y Bricmont (*Imposturas intelectuales*) publicado en 1997 y en el que se pusieron en evidencia errores groseros en la utilización de herramientas de las ciencias duras que, aplicados en el territorio de las ciencias blandas, intentaban dar una pátina de "seriedad científica" a sus construcciones teóricas.

De todas maneras entendemos que una buena forma de evitar las confusiones, en caso de no alcanzarse los niveles que hemos expuesto, es la de definir con precisión y rigor teórico los términos a utilizar en especial, como ya vimos, en lo referente a las variables y su operacionalización, mediante valores o categorías.

Capítulo 3

Las ciencias de la salud, naturaleza de su objeto de estudio (II)

Naturaleza del objeto de estudio de las ciencias de la salud

Todo lo desarrollado en los capítulos anteriores ha sido el intento, esperamos que fructífero, de ofrecer al lector las bases teóricas que, a la manera de cimientos, fundamenten y justifiquen el carácter de *constructo* del objeto de estudio, condición con la que un investigador ha de enfrentarse en cada proyecto que encare.

En este capítulo ya no hemos de referirnos al objeto de estudio abordado en un proyecto particular, sino al que las ciencias de la salud consideran, de manera general, su tema de interés. Así como las ciencias de la administración se ocupan de las organizaciones, las ciencias biológicas de los seres vivos, la educación física de lo relacionado con el movimiento y el comercio internacional de las relaciones comerciales entre las naciones, así las ciencias de la salud deberían definir cuál es el tema del que se ocupan.

Y aquí nos encontramos con la primera de las dificultades en la definición del tema. La enorme y diversa complejidad del corpus teórico con que trabajan las ciencias de la salud. Ellas recurren a la biología, la física, la química, la psicología, la sociología y otras tantas que, probablemente, no mencionamos para no pecar de agobiantes, en esta corta enumeración se muestra como suficiente para darnos la idea de lo heterogéneo de la doctrina utilizada. Esta heterogeneidad ya se evidencia con la sola enumeración de las diferentes disciplinas integradas en las ciencias de la salud: la medicina, la fonoaudiología, la nutrición, la kinesiología, la enfermería, la obstetricia, por citar sólo aquellas que presentan entidad propia y sin descartar que con el devenir histórico cobren fuerza otras ramas subdesarrolladas a la fecha.

Con lo dicho estamos reforzando, por un lado, la idea de *constructo* y, por otro, la diversidad de las herramientas teóricas a utilizar.

¿Cómo se arma ese *constructo*? El efecto de las teorías, que como vimos son diversas y de diferente peso relativo cada una de ellas, es fundamental en la selección de las variables conceptualizadas a su amparo. A su vez, como se vio en el capítulo anterior, la constitución de la teoría recibirá el impacto de las condiciones históricas que también afectarán su posición relativa frente otras teorías rivales. Como se entenderá, el peso específico de cada teoría hará sentir sus efectos en el producto final.

El conocimiento ha evolucionado de somato a etno y de éste a logo-céntrico. Es decir: de una pura biología pasó a lo comunitario y de éste a lo racional. Hablar de "racional" implica poner el acento en la más pura de las herencias grecolatinas. Ese posicionamiento, que al decir de Samaja fue motivo de orgullo para el ciudadano griego, es todavía la expresión más excelsa de nuestra condición humana. Pero este "imperio de la razón" en algún momento, a principios del siglo XX, sufrió el duro cuestionamiento de ese movimiento polifacético denominado postmodernismo.

Recorriendo a grandes pasos la evolución histórica de la medicina, que mencionamos al pasar en el primer capítulo, reconoceremos los cambios que la misma fue experimentando.

El fuerte tono mágico en el tratamiento de las enfermedades en sociedades como la de la Mesopotamia (el actual Irak), seis mil años antes de la era cristiana, coexistía con normativas incluidas en el Código de Hammurabi. Similares fundamentos eran los que primaban en Egipto, habiendo alcanzado tal desarrollo que llevó a Homero a mencionar, en *La Odisea*, la diversidad de fármacos que allí se encontraban. También se han encontrado papiros en los que existen atisbos del método semiológico (la observación), así como interés por la salud pública (admirada por Heródoto) y la anatomía, donde se llega a decir que "el corazón es una masa de carne, origen de la vida y centro del sistema vascular" (papiro Edwin Smith).

La medicina hebrea, mil años antes de Cristo, se conoce por el Antiguo Testamento y en ella ya se enunciaban una serie de indicaciones en las que se percibe cierta racionalidad (la circuncisión, la prohibición de comer cerdos, el asilamiento de los leprosos, etcétera).

Tanto en la medicina de la India como en la China rige una visión cosmológica entendiendo el equilibrio como idea de salud y el desequilibrio como de enfermedad y ambos conceptos como formando parte de un todo constituido por cinco elementos: tierra, agua, aire, fuego y éter.

También en nuestra América precolombina se alcanzó un desarrollo de la medicina en la que fue dado reconocer individuos con especializaciones quirúrgicas, traumatológicas, mágicas, comadronas.

Todo este recuerdo nos sirve para interrogarnos acerca de cuáles fueron las condiciones favorecedoras del desarrollo alcanzado por la medicina en los últimos siglos. También para verificar la existencia de regiones del mundo (China, India) en las que permanecen activas medicinas diferentes a las de nuestra experiencia. Conocer la manera en que se fue dando la historia nos servirá para hacer una aproximación al objeto de interés de las ciencias de la salud.

El sujeto cartesiano

Vimos en el primer capítulo cómo Descartes, con su *Discurso del método*, instaló en 1637 la subjetividad. También nos parece adecuado recordar que Velázquez pintó en 1656 "Las meninas", su obra maestra, en la que hizo su aparición en el arte la subjetividad. En su libro *Las palabras y las cosas* (1966), Michel Foucault (1926-1984) analiza con magistral perspicacia la significación que este cuadro introdujo en la cultura. En la escena están Velázquez, la hija de los reyes, los enanos, la chaperona de la princesa y su guardaespaldas *pero la figura de los reyes sólo se visibiliza en el espejo ubicado detrás del pintor*. Esto es que la escena que el cuadro muestra *es la que ven los reyes*, desde su propia subjetividad. Esa escena es, también, la que ve cualquier visitante del Museo del Prado en Madrid.

Descartes, a quien Hegel llamó "un héroe del pensamiento", en 1637 hizo nacer al Hombre, lo hizo poseedor de su conciencia, a partir de él pasó a ocupar el centro de la historia, centralizando al logos. El conocimiento pasó a ser un particular fenómeno de la conciencia. Pero, entiéndase bien, *era un ente con conciencia* que era capaz de pensar "su afuera", pero dentro del orden cristiano, con Dios como garante. Poner el énfasis en que Dios era presentado como garante de ello es un recuerdo importante porque en la mente de Descartes no podía estar ausente que Giordano Bruno (1548-1600) años antes, en 1600, había pagado con su vida sostener ideas diferentes a las de la Iglesia

Católica. Como quiera que sea, la consecuencia era establecer diferencias entre el sujeto pensante (*res cogitans*) y el objeto pensado (*res extensa*). La centralidad del sujeto, de su subjetividad, también estaba marcada por el hecho de que, en tiempos en que la intelectualidad se expresaba con la escritura en latín, Descartes lo hizo en su lengua, el francés. Un siglo antes, entre 1521 y 1534 Martín Lutero (1483-1546) había traducido la Biblia al alemán, todas estas expresiones de la búsqueda de esa centralidad por parte del hombre europeo.

Como dijimos en el capítulo 1, los siglos XVII y XVIII estuvieron atravesados por la controversia, sintetizada por Newton, acerca de si al conocimiento se accedía por la razón o la experiencia. Descartes tenía fuerte influencia en la primera de las posiciones y los empiristas británicos (Locke, Berkeley, Hume), en la segunda. David Hume (1711-1776), escocés, introdujo la idea de "hábito": cuando a un hecho lo sucede otro descarta la idea de causalidad entendiendo que la misma no es más que el resultado de que los hombres nos acostumbramos a la ocurrencia de las cosas y creemos que están así condicionadas. Bertrand Russell (1872-1970) y su "pavo inductivista" ilustran bien esta idea. Este clásico escrito relata que un pavo estaba acostumbrado a que, a una hora determinada, le acercaran la comida hasta que un cierto día, a la misma hora, él mismo se transformó en comida. Así, pareciera que los hombres nos acercamos al conocimiento, mediante la suma de experiencias repetidas, sin que nada asegure que, en alguna oportunidad, las cosas no ocurran como es habitual.

En términos lógicos la inducción comete la llamada *falacia de afirmación del consecuente*. Se expresaría: si A entonces B; dado B entonces A. Por ejemplo: ocurrida una trombosis de la silviana se produce una ACV; si hay un ACV se deberá a una trombosis de la silviana (lo que puede no ser cierto).

El *modus ponens*, habitualmente utilizado por los científicos, es un silogismo deductivo en el cual dado un antecedente se produce un consecuente: si se presenta el mismo antecedente se espera que se presente el mismo consecuente. Se expresaría: si A entonces B; dado A entonces B. En ejemplo anterior: si se trombosa la arteria silviana, entonces se produce un ACV.

El sujeto trascendental

El cuestionamiento a la inducción arriba referido y conocido como "el dilema de Hume" fue motivo de reflexiones e intento de solución por parte de Kant (*Crítica de la razón pura* - 1781) hombre educado en el racionalismo, deslumbrado por los aportes de la física y las matemáticas newtonianas.

Si bien aceptaba que el conocimiento empezaba por la experiencia, ésta no era suficiente. Pero ya no necesitaba de Dios. Necesitaba al sujeto, a quien llamaba trascendental, con capacidades *a priori* para conocer.

Antes de Kant se pensaba que todo conocimiento *a priori* debía ser *analítico* esto es que, en la oración, el predicado afirma algo que es propio de la condición del sujeto (ej. "un hombre calvo es un hombre"). Según esto, bastaría con aplicar la ley de contradicción según la cual nada puede ser y no ser al mismo tiempo para establecer la verdad de todo conocimiento *a priori*.

Las proposiciones *sintéticas* necesitan algún tipo de contrastación empírica: "los médicos de este servicio son doctores" precisaría algún tipo de investigación para corroborarla, esto es que serían conocimiento *a posteriori*.

Kant, impactado por el escepticismo de Hume, cayó en la cuenta de que todas las proposiciones de las matemáticas y la geometría son *sintéticas*. Así el análisis del sujeto puede no revelar el predicado ($7 + 5 = 12$, pero en 12 no está evidenciado si es el resultado de $8+4$ ó de $6 + 6$, etc.). De esta manera concluyó que la matemática pura, aunque *apriorística era sintética* y esto suscitó un nuevo problema, al cual trató de encontrar una solución. Y esa solución evidentemente no podía llegarle desde la empiria, basada en la problemática inducción, por lo cual consideró que la respuesta debía darse desde lo racional.

Si bien partía desde la experiencia, consideraba que en el conocimiento humano debía considerarse una parte referida al objeto y otra a la propia naturaleza humana, que aportaba el ordenamiento en tiempo y espacio de la información recogida.

En el capítulo 1 referimos el comentario de Hegel acerca de la manera en que funcionarían esas categorías kantianas, tiempo y espacio. Existía algo contundente: las categorías aristotélicas partían de la realidad y las de Kant, desde el sujeto. Nuestro autor tenía la preocupación de remarcar la diferencia entre lo que llamaba "la cosa en sí" (el *noumeno* inaccesible) y el fenómeno, único elemento accesible al conocimiento.

Alberto Carli y Beatriz Kennel

El sujeto absoluto

Como vemos, tanto Descartes como Kant estaban lejos de la idea del *sujeto absoluto,* ya no centro sino dueño de la historia, idea que instala Hegel en 1807 (*Fenomenología del espíritu*), cuando resonaban por toda Europa los ecos de la Revolución Francesa (1789), con una burguesía a la que ya no le bastaba con conocer el mundo sino que su condición histórica lo llevaba a apropiarse del mismo.

En síntesis: que la idea del sujeto absoluto, con la que Hegel aspiraba a conocer la racionalidad de la historia, le dio fundamento filosófico al sistema económico en desarrollo, llamado *capitalismo.* Hegel fue el pensador de la Revolución Francesa, el que sostuvo que sujeto y realidad son una misma cosa. Él dirá que todo lo real es racional y todo lo racional es real. El lector entenderá que el concepto de "real" es diferente al que utilizamos nosotros en el capítulo 1 y es inclusivo de lo que denominamos "real" y "realidad". Para llegar a diferenciarlos nos faltan algunos pensadores. Puede enunciar Hegel el fin de la historia porque, con la burguesía instalada en el poder, todo había terminado. Ya no piensa sujeto y objeto como una dualidad. Con la apropiación que del mundo hace su *sujeto absoluto,* ya no hay lugar para la misma. Sujeto y objeto son una misma cosa. El sujeto y el mundo son una unidad. El idealismo alemán le daba al mundo (Europa) la Reforma luterana y la Revolución Francesa. Hegel que, como muchos de sus compatriotas intelectuales, fue un gran admirador de Napoleón, llega a decir, cuando éste invade Prusia, que ha visto "el espíritu universal (*ese absoluto*) a caballo". Todo esto, la expresión de la culminación de la historia, culminación que la misma historia, con su devenir advertido y vivido por Hegel, se encargó de negar.

¿Qué podemos entender por "una misma sustancia"? Ya no el objeto pensado por el sujeto de la conciencia cartesiana, tampoco por el sujeto trascendental de Kant. Ese era el tiempo en que el objeto es una condición de posibilidad del sujeto y, éste, de aquél, en una relación dialéctica. Sujeto y objeto, interaccionando.

Veamos un ejemplo de las ciencias de la salud. ¿Cuántos epilépticos habrán sido quemados en las hogueras del Medioevo? ¿Cómo pensar la epilepsia? ¿Cómo esa epilepsia es posible y pasible de ser pensada? ¿Cómo, la posibilidad de ser pensada, actúa sobre el que la piensa?. Todo esto es Hegel, cumbre del idealismo alemán. Trataremos de acercarnos a las ideas de su *Lógica* (1816). Cuando se está frente a *un todo* se deberá considerar su *constitución por partes*.

Para ilustrar lo dicho utilizaremos un ejemplo siguiendo la estrategia expositiva de Juan Samaja (*Epistemología y metodología. Elementos para una teoría de la investigación científica,* 1993). A tal fin consideraremos dos sistemas: la insuficiencia cardíaca como entidad gnoseológica y la insuficiencia cardíaca como cuadro semiológico. Ambos, sistemas *concretos*. El sistema clínica es más complejo, con un nivel de integración más alto por lo que pasar de la semiología a la clínica lo podremos denominar *ascenso* y, el inverso, *descenso*. Visto desde el sistema semiología, esto es considerándolo como un *concreto*, el sistema insuficiencia cardíaca será un *abstracto*. A la inversa para el sistema insuficiencia cardíaca (*concreto*) lo semiológico será una *abstracción*. Según nos ubiquemos en la perspectiva de uno u otro de los sistemas, se hablará de *descenso* (de la clínica a la semiología) o de *ascenso* (de la semiología a la clínica). El *ascenso de lo abstracto a lo concreto* (lo simple abstracto hacia lo complejo concreto) es para la dialéctica la operación más peculiar. En nuestro ejemplo estudiar la clínica de la insuficiencia cardíaca en la perspectiva de este movimiento supone estudiarla desde su semiología constitutiva. Más adelante veremos cómo un heredero de Hegel, Karl Marx, utilizó esta estrategia en lo que denominó *materialismo dialéctico*.

Tal vez como expresión de la relación *dialéctica* que se establece entre la vida y las obras de los hombres sea de interés comparar a Kant (metódico profesor que nunca salió de su ciudad, Königsberg) y su sujeto metafísico, con Hegel, hombre mundano, interesado en lo que lo rodeaba, en el devenir de la historia, que afirmaba que "leer el periódico de la mañana (él mismo periodista) es la plegaria matutina del realista".

Y aquí intentaremos hacer una síntesis de lo que para Hegel es el motor de la historia, más allá de que el lector pueda tener la idea de que nos estamos alejando de nuestro objetivo, que es mostrar la evolución que la idea del sujeto ha tenido en el pensamiento europeo occidental, nuestro antecedente cultural.

Todo el devenir histórico, la vida misma, para Hegel encuentra su fundamento en el deseo, espléndidamente mostrado en la dialéctica del amo y el esclavo. ¿En qué consiste esta dialéctica? Trataremos de explicarla. Un amo mítico es el dueño de los bienes y un mítico esclavo es quien los trabaja. Aquél, sin actividades útiles, cae en un paulatino desconocimiento de las mismas hasta un momento tal en que es incapaz de tarea alguna, todas derivadas a su esclavo. ¿Qué es lo que determinó las condiciones de amo y esclavo?. Entre ambos se habría establecido una lucha de conciencias original por el predominio, en la que el triunfo caía del lado de aquel que no temía morir. Esto es que el que tenía miedo a morir cedía en su deseo, se animalizaba. Y el que era poseedor de un deseo tan fuerte que la muerte no lo arredraba, se posicionaba como amo dominante en su condición humana.. Luego esta condición, al no ejercer tarea alguna, como vimos antes, era resignada en beneficio del otro el que, con su trabajo, se humanizaba. Esto es la dialéctica, un movimiento constante que Hegel plantea en tres momentos: un primero el del entendimiento (kantiano); un segundo, dialéctico, de negación racional, trabajando con las antinomias y un tercero, de síntesis superadora. Volveremos sobre la misma cuando hagamos referencia a la relación de los profesionales de las ciencias de la salud con sus pacientes.

Lo que consideramos de interés es que nuestros lectores entiendan cómo se han ido instalando las ideas en el mundo y cómo los pensadores funcionan a la manera de sus portavoces, con la capacidad de expresarlas y dar testimonio de las mismas.

Este formidable pensador sufrió las circunstancias de los momentos históricos que le tocó vivir y en los que participó con enorme compromiso y su obra, a su muerte, quedó obviada para, recién en el siglo XX, ser redescubierta por el existencialismo.

El positivismo y el neopositivismo

En 1830 Augusto Comte (1798-1857) había acuñado en francés el término *positivismo* que, en el original, significaba "formalmente fundado". El uso lo derivó a "real" o "verdadero", aspectos sobre los que nos hemos extendido en el capítulo precedente, dando sustento filosófico a una manera de mirar la ciencia y su método, como forma de acceder al único conocimiento verdadero. Los intereses de Comte eran amplios: abarcando la sociología, la religión, la ética, la ciencia. Con esta aspiraba a ofrecer "la verdadera base racional de la acción del hombre sobre la naturaleza".

Esta corriente de pensamiento, también sostenida por John Stuart Mill (1806-1873), rechazaba los conceptos universales y las nociones *a priori*. Si entendemos a los universales como el equivalente virtual de todos los particulares (vimos en el capítulo 1 el uso que se hace de los particulares y universales aristotélicos en el Cuadrilátero de Greimas) se entiende que se está hablando de algo no real, una ficción, un simulacro sin materialidad. Una idea semejante será expresada por un autor postmoderno, Jean Baudrillard (1929-2007), cuando afirma que la verdad (que se pretende alcanzar con los universales) no es más que el juego interminable de la virtualidad infinita de los simulacros (los particulares).

Para los positivistas sólo sería válido el conocimiento resultado de la afirmación *positiva* de las teorías validadas por el método científico experimental. Así como Hegel fue el pensador de la Revolución Francesa, el positivismo fue el pensamiento provocado por sus consecuencias. La burguesía triunfante se lanzó a apropiarse de la naturaleza y sus productos y necesitaba alguna validación concreta de esa apropiación pero, además, necesitaba *conocerse*. El hombre y la sociedad se transformaron en objeto de estudio bajo la misma metodología que las ciencias físico-naturales.

Como heredero de estas ideas, desde 1922 hasta 1936 funcionó el denominado Círculo de Viena, organismo en el que se agruparon pensadores entre los que se destacaron Otto Neurath (1882-1945); Rudolph Carnap (1891-1970); Carl Hempel (1905-1997); Alfred Tarski (1902-1983). Fundado por Johan Craidoff y Moritz Schlick (1882-1936) fue disuelto cuando este último fue asesinado por un estudiante nazi.

Su interés, fuertemente impulsado por las ideas de Ludwig Wittgenstein (1881-1951), estuvo centrado en los aspectos lógicos de la ciencia, en la filosofía como disciplina útil para diferenciar entre aquella y la pseudo-ciencia, en la utilización de la inducción como estrategia y en la refutación de la metafísica. Constituyó lo que se conoce como *neopositivismo*.

Si bien no tuvo una pertenencia orgánica al Círculo de Viena, el nombre de Karl Popper (1902-1994) estuvo asociado con el mismo por su influencia en el esfuerzo por conocer qué es lo que caracteriza al conocimiento científico. Este autor, ante las dificultades lógicas que la inducción presenta, propuso que lo que hace a una idea, a una teoría, como científica es la posibilidad de ser *falsable*. Dicho de otra manera: el criterio de demarcación entre lo que es científico de lo que no lo es sería la potencial demostración de la falsedad en una proposición. Así la ciencia se iría constituyendo con las mejores teorías, la más resistentes a los intentos de demostrar su falsedad que sería lo constituyente del accionar cotidiano de los investigadores.

Con el conocimiento tomado como *una copia de la realidad*, en una visión especular del mundo, despojado de las condiciones contextuales y en donde la problemática parecía reducirse a la dupla sujeto-objeto, fácil será entender la ciencia resultante.

La idea falsacionista, si bien impresiona como una buena argumentación para justificar la permanencia y el desarrollo de determinadas teorías por sobre otras, no parece estar acorde con la evolución histórica de la ciencia, en la cual es marcada la existencia de un entramado teórico en el que se desarrolla la actividad de los investigadores, muy alejados en su pensamiento de demostrar la falsedad de sus cuerpos doctrinarios, más bien todo lo contrario.

En este marco no resultó sorprendente la aparición de ideas que se contrapusieron a las inductivistas y falsacionistas.

En 1962, Thomas Kuhn (1922-1996) publicó *La estructura de las revoluciones científicas,* libro en el que plantea la idea de que el progreso científico se produce a la manera de los cambios sociales, con cambios de teorías que al mostrarse insuficientes son reemplazadas por otras con un cambio de paradigmas. Lo que Kuhn entiende es que la ciencia es una actividad que reconoce períodos que denomina "normales" en los cuales se realizan las investigaciones habituales y cotidianas, a la luz de los paradigmas aceptados, con aceptación de lo que denomina "anomalías" que no revisten riesgo en tanto y en cuanto no aparezcan problemas insalvables ("crisis") que obliguen a la aparición de una teoría que reemplace a la anterior ("revolución").

La influencia de Kuhn se hizo sentir hasta en un discípulo de Popper, Imre Lakatos (1922-1974) que comenzó a publicar a partir de 1970 artículos en los que aceptaba aspectos parciales de la teoría del pensador estadounidense y presentaba, como alternativa a los paradigmas kuhnianos, los denominados *Programas de investigación,* los que consisten en un núcleo teórico central rodeado por un cinturón protector de hipótesis adicionales que complementan al núcleo central y son las que a diario ponen a prueba los investigadores. Dos prohibiciones establecidas por Lakatos fueron no atacar el núcleo central y la utilización de hipótesis *ad hoc* en el aro protector. El trabajo de los científicos consistiría en desarrollar actividades heurísticas: positiva si se corroboraban y negativa si se refutaban las ideas puestas a prueba. Y el progreso de la ciencia sería resultante de la libre competencia entre los programas en el entramado histórico-cultural.

Si el lector recuerda lo referido en el capítulo 1, cuando evocábamos las ideas de Charles Peirce, le resultarán familiares algunas de las ideas de Paul Feyerabend (1924-1994). Este físico austríaco que trabajó (y hasta se enemistó) con Popper y Lakatos y, ya en Berkeley, con Kuhn, estaría definido en su posición epistemológica por un "todo vale". Defensor del anarquismo y la libertad, tanto desde lo político como desde lo filosófico, llega a afirmar que la ciencia ha llegado a tener la condición de dogma represor, similar al cumplido por la Iglesia Católica en el siglo XVII. Según Feyerabend, y sostenido en su libro de 1975 *Contra el método,* ni la inducción ni la falsación ni el positivismo justifican el progreso de la ciencia, que avanza de acuerdo con los deseos, con la subjetividad de los individuos.

Proletariado y voluntad de poder

Muerto Hegel en 1831, su influencia se mantuvo en las universidades alemanas, de las cuales las máximas autoridades la deseaban erradicar. Así existían dos interpretaciones de su pensamiento: una, "los viejos hegelianos" de ortodoxia cristiana y defensores de la teoría del Estado y del derecho del maestro y otra, la de los hegelianos de izquierda, críticos de la religión y de la política autoritaria del gobierno.

Estas dos corrientes se mantuvieron en el tiempo, conocidas como hegelianos de derecha (Bauer, Erdmann) y de izquierda (Strauss). Uno de los continuadores de Hegel, en su vertiente "izquierdista" fue Karl Marx (1818-1883) y el más destacado de los herederos de la tradición hegeliana de derecha fue Friedrich Nietzche (1844-1900).

El joven Marx fue introducido en el llamado "Club de los Doctores", institución que agrupaba a los hegelianos de izquierda y que luego pasó a llamarse "Club de los Amigos del Pueblo". Esta participación le costó, pese a haberse doctorado (1841) con vistas a ejercer la docencia, alejarse de las aulas universitarias, entendiendo las mismas como órganos de dominación estatal. Así se dedicó al periodismo, poniéndose en contacto con la realidad social que hasta ese momento había ignorado. Corrían tiempos autoritarios, gobernaba Federico Guillermo IV en una Alemania todavía no constituida como nación, y no tardó en clausurarse el periódico que dirigía, *La Gaceta Renana,* lo que lo obligó a emigrar a París en donde escribió los primeros artículos que lo alejarían de las concepciones de Hegel. En estos tiempos se unió a Friedrich Engels (1820-1895) con el que mantuvo una amistad y colaboración toda su vida. En París (1844) escribió *Los manuscritos económicos y filosóficos*, en los que planteaba los conceptos que se dedicó a desarrollar en el resto de su obra: la teoría económica y social del capitalismo, el comunismo como sistema político y social y el materialismo histórico como filosofía. En estos escritos ya planteaba la idea de "alienación" según el cual el obrero se transforma en una mercancía más dentro del proceso de producción capitalista, teorizada por Adam Smith en *La riqueza de las naciones* (1776). Presionado por las autoridades francesas se dirigió a Bruselas y luego a Londres acompañado por su esposa y Engels, con quien escribió *La ideología alemana* (1845) para la que no consiguieron editor y que sólo fue publicada en Moscú en 1936. Citamos esta obra en razón de que en la misma se expone, aunque en estado no totalmente desarrollado, la concepción del materialismo histórico según el cual *la realidad material, económica y social han sido los elementos que forzaron las estrategias con que el progreso humano se ha dado a través de la historia*. En 1847, a solicitud de la Liga de los Comunistas, escribió un texto coyuntural que, junto con la Biblia, ha sido uno de los más leídos y traducidos en el mundo: *El manifiesto comunista*. Este texto no es riguroso desde lo teórico, destinado a lograr la constitución del proletariado en una clase social con la que disputarle el poder a la burguesía, antes de la eliminación de las clases sociales. En 1848 fracasó la Segunda República, lo que lo llevó a reflexionar acerca de la necesidad de realizar un adecuado esfuerzo teórico en el camino revolucionario. Aun en condiciones económicas personales de extrema pobreza, con los pocos honorarios que cobraba por sus colaboraciones periodísticas y la ayuda de su amigo y colaborador Engels, trabajaba toda la jornada en las salas de lectura del Museo Británico. Fruto de ese trabajo fue *El capital* (1866), cuyo primer tomo fue escrito entre 1861 y 1863, en la que desarrolla su teoría de la plusvalía, según la cual el trabajador asalariado produce un valor superior a lo que recibe por su trabajo. El resto de su vida la dedicó a la escritura y a la actividad política, plasmada en la fundación de la Asociación Internacional de Trabajadores (Primera Internacional), asistió al fracaso de la Comuna de París, movimiento insurreccional que, entre el 18 de marzo al 28 de junio de 1871, impuso el sufragio universal y el comunismo autogestionario y que se entendió como la primera experiencia del asalto al poder detentado por la burguesía capitalista. Con su salud paulatinamente deteriorada, falleció el 14 de marzo de 1883.

Estamos frente a un pensador que ya no nos habla de un sujeto consciente, ni metafísico trascendental, ni absoluto. Nos habla de un *sistema*, al que no sólo se propone conocerlo sino *destruirlo*. Es el sistema de producción capitalista del que dice en el capítulo II del primer tomo de *El capital*: "*Por consiguiente en la misma medida en que se consuma la transformación de los productos del trabajo en mercancías, se lleva a cabo la transformación de la mercancía en dinero.*" Está hablando del *fetichismo de la mercancía*. El dinero ocultando las relaciones sociales que mediatiza. Llega a decir que "el hombre mediante su actividad altera las formas naturales de modo que le sean útiles", el hombre es el actor de la historia pero *su cosificación, su alienación afecta su subjetividad*.

Marx nos invita a pensar en las situaciones de alienación en que se desenvuelven las vidas humanas y la manera en que las condiciones materiales, sociales y económicas las afectan y condicionan.

Antes mencionamos una corriente de pensamiento hegeliana "de derecha" y citamos el nombre de Nietzche, discípulo en su juventud de Bruno Bauer (1809-1882), también en un tiempo profesor de Marx.

Este pensador es, para algunos, una suerte de protonazi a la luz de algunas de sus ideas, expresadas en libros publicados entre 1862 y 1899, que dejaremos de lado salvo cuando nos sirvan para entender la evolución de su pensamiento. Recurriendo a la figura de la aristocracia griega establece el concepto de lo superior, de la nobleza, de lo bueno, de lo caballeresco y lo guerrero, atribuyéndoselo a lo que llama "la bestia rubia" en una exaltación de lo germánico y en contraposición a los pueblos de otro origen a los que, curiosamente para nosotros, les atribuye una inteligencia superior a la que no considera una capacidad necesaria para la raza aria, poseedora de una moral de señores contrapuesta a la moral de esclavos de los no germanos.

Así piensa que hay hombres que se someten al Estado (los gregarios) y otros que no (los superiores). *Aparece la idea de la vida como voluntad de poder*. Frente al episodio de la Comuna de París su posición fue muy diferente a la adoptada por Marx. En una carta llega a escribir: "Sobresaliendo por encima de la lucha de las naciones (*había finalizado la guerra franco-prusiana con la derrota de Francia*), nos asustó la espantable cabeza de la hidra internacional que apareció de repente, como anuncio de otras luchas muy distintas en el porvenir".

Referir a este pensador nos servirá de base para entender el desarrollo de las ideas en el postmodernismo.

Alberto Carli y Beatriz Kennel

El sujeto del inconsciente

El recorrido que hemos hecho hasta aquí (haremos nuestras muchas de las ideas de José Pablo Feinmann) nos ha llevado desde el momento en que Descartes le entregó la subjetividad al capitalismo hasta que, como una etapa evolutiva superadora, Nietzche le agregó la voluntad de poder. Así, la burguesía agrega una característica brutal a su voracidad esencial. Alemania se unificó (1871) bajo la conducción de Otto von Bismarck (1815-1898) y entró tardíamente en la modernidad pero, merced al mismo Bismarck, evitó incluirse en la carrera imperialista en que estaban empeñadas las otras potencias europeas.

En Moravia, actual República Checa, nació Sigmund Freud (1856-1939) *el tercero de los hermeneutas*, al decir de Paul Ricoeur (1913-2005). Los otros dos fueron Marx (el hermeneuta de la economía) y Nietzche (el hermeneuta del poder).

Freud, con su psicoanálisis, vino *a destruir el sujeto cartesiano*. Vino a decir con su producción teórica escrita y reescrita a lo largo de medio siglo (de 1886 a 1939) que existen aspectos *inconscientes* en la conducta humana. Que el hombre tiene factores determinantes en su vida que van más allá de lo que sabe de sí y del mundo, y esto lo intuye trabajando con Charcot (1825-1893) durante cuatro meses en París. Que existe un *sujeto del inconsciente*. Y que este sujeto, sus pulsiones, entran en colisión con el mundo cotidiano (*El malestar en la cultura*, 1929).

Hombre de la cultura, es difícil de encasillar. Negador él mismo de la condición del psicoanálisis como una cosmovisión, podría ser considerado como un filósofo sólo en tanto "amante del saber", Sartre lo consideraría un "ideólogo" (*Cuestiones de Método* en *Crítica de la razón dialéctica*), esto es uno de los hombres capaces de utilizar las ideas "de los grandes muertos" para pensar la realidad. Como quiera que sea es el creador de uno de los cuerpos doctrinarios que marcaron la cultura occidental.

Haremos la señalización, necesaria para los profesionales de las ciencias de la salud, de algunos malos entendidos que circulan, a la luz del análisis que de los mismos se realiza en *Sigmund Freud. Compendio de la "Standard Edition"*, Santiago Rosemberg Editor, Bs. As., 1976.

La idea de que *todo tiene origen psicológico* pierde sustento a poco que se lea su escrito "Inhibición, síntoma y angustia" en el que señala como factores etiológicos también lo biológico y lo genético.

Considerar al psicoanálisis como un pansexualismo es una torpeza intelectual frecuente, si se recuerda que Freud para caracterizar la madurez la define como la capacidad de sublimar y cambiar el destino de las pulsiones.

Asimismo no puede ser vista como una panacea psiquiátrica a poco que se considere que fue propuesto sólo para neuróticos con ciertas cualidades culturales. Tampoco que fuera para gente con buena condición económica porque el mismo Freud alentaba la creación de clínicas de atención gratuita.

No vio nunca a su creación como una filogénesis sino de exclusivo interés en la evolución del hombre, diferenciándose de Piaget (1896-1980) y de Gesell (1880-1961) en que hacía un abordaje emocional mientras que el primero se ocupaba de lo intelectual y el segundo de lo neuromotriz.

Su estadía en París con Charcot, sus referencias al laboratorio de experimentación psicológica de Wundt (1832-1920) y su propia formación médica desmienten una posición antiexperimentalista.

Para finalizar, rotular al psicoanálisis como opositor a las normas sociales y religiosas está desmentido por la manera en que estudia las primeras y los diferentes comportamientos de las patologías y el valor que les atribuye a las segundas, alertando sobre el riesgo de ponerlas en cuestión.

En una tarea que hemos calificado como transcultural, en un contexto en el que sujeto y objeto forman parte de la misma sustancia, *ambos alienados* y en el que la voluntad de poder humano tiene su escenario, es importante lograr que los profesionales de las ciencias de la salud recuerden la existencia de condiciones inconscientes en el factor humano.

El ser existencial

Con motivo de las desavenencias con el emperador Guillermo II, ascendido al trono en 1888, Bismarck renunció en 1890 y se retiró de la vida pública hasta su muerte.

Repasemos este final del siglo XIX. Francia a la espera de una revancha por la derrota en la guerra contra Prusia finalizada en 1871. Alemania, imperio en ascenso, sin poder participar del reparto del mundo (África y Asia meridional) que las potencias habían realizado. Con el desmembramiento del Imperio Otomano se produjo la liberación de los países de los Balcanes. El imperio austrohúngaro con claras pretensiones sobre los países eslavos, aliados de Rusia.

Alberto Carli y Beatriz Kennel

Todo esto fue preparando el clima para que en el siglo siguiente estallara la Primera Guerra Mundial (1914-1918), que determinara el fin de cuatro imperios: el austrohúngaro (que dio lugar a Austria, Checoslovaquia, Hungría y Yugoslavia), el ruso (que dio paso a la Rusia Comunista, más tarde la Unión Soviética), el otomano (Turquía) y el alemán. Este último, reemplazado por la República de Weimar (1918-1930) obligada a pagar los costos del imperio, preparando el clima para el nazismo que habría de dar el fracasado *Putsch de Munich* en 1923 con Hitler preso, pero nombrado canciller diez años más tarde.

En este clima creció Martin Heidegger (1889-1976) que vino a *descentrar el sujeto*, a sacarlo de la centralidad de la historia, con las consecuencias que trataremos de describir, siguiendo a Feinmann.

En 1927 escribió *Ser y tiempo*. Hemos referido que nuestra condición en el mundo de ente entre los entes se da en una situación que nos define: somos los únicos que tenemos conciencia de finitud. Sabemos que vamos a morir. Lo que Heidegger planteaba en este libro es la pregunta por el ser (*Por qué hay Dasein y no más bien nada?*). El ente, el Dasein, se pregunta por el Ser. La pregunta por el Ser se da en el Ente. Y se da en el tiempo. El tiempo es la condición de posibilidad del Ser y el *Dasein*, su lugar (el ser-ahí). La relación del hombre con el mundo pasa a ser *existencial. Se es para la muerte*. El ente es "arrojado" al mundo.

Repasemos al ente. Se presentó a lo largo de la historia como idea en Platón, *cogito* en Descartes, Dios en la escolástica medieval, espíritu en Hegel, voluntad de poder en Nietzche, sujeto de la materialidad en Marx. Aquí se presenta en toda su fragilidad preguntándose por su existencia. Ya no es un sujeto que se pregunta por el mundo, que quiere conocerlo. Es un sujeto que se pregunta por su destino, por su razón de ser en el mundo, que comparte con otros entes.

Discípulo en la Universidad de Friburgo del fenomenólogo Edmund Husserl (1859-1938) para quien *se tiene conciencia del mundo*, trata de salir de la filosofía de la conciencia. Para Heidegger *el Dasein "es mundo"*, no es "en el mundo". Husserl trabaja una conciencia que constituye el mundo, para Heidegger no hay tal conciencia constituyente.

Recordemos que la escritura amarga de este libro genial se dio en la Alemania de los veinte, donde fue dado asistir al espectáculo (repetido en otras geografías y en otros tiempos) de la inautenticidad, de la frivolidad, de la banalidad. *Todo ello para negar la muerte, apaciguar la angustia*. Este libro habla de una filosofía del sujeto. No había llegado el momento del "giro lingüístico".

El giro lingüístico

En 1946 Martin Heidegger escribió a Jean Beaufret una carta, luego publicada como *Carta sobre el humanismo*, en respuesta al escrito de Sartre (1905-1980) titulado *¿Es el existencialismo un humanismo?* (1946). El año anterior Alemania, derrotada, se había rendido a los Aliados. ¿Qué había pasado entre la escritura de *Ser y tiempo* y esta carta? ¿Qué acontecimientos históricos enmarcaron la producción intelectual de Heidegger?

En 1933 Hitler había sido convocado como Canciller Imperial para pasar a ser, en 1934, jefe de Estado. También en 1933 Heidegger fue designado rector de la Universidad de Friburgo y se afilió al partido nazi, del que pagó sus cuotas societarias hasta el final de la guerra. Es célebre su discurso de asunción en el cual expresó que *"todo lo grande está en medio de la tempestad"*, parafraseando a Platón (*"Todo lo grande está en peligro"*). Lo que da la pista de su ideología en ese discurso es el uso, para nada ingenuo, de la palabra *sturm*, tormenta, tempestad, en clara relación semántica con las *Sturm Abteilung*, las temibles SA de Ernst Röhm. También en el mismo exaltó "el destino de la nación" así como "la misión espiritual del pueblo alemán". Fue llamativo su comportamiento con su viejo maestro Husserl con una dedicatoria en la primera edición de *Ser y tiempo*, que fue eliminada en la segunda (¿por su condición de judío?). Su hijo argumentaba en un reportaje que el distanciamiento con Husserl se originó luego de la publicación de *Ser y tiempo*, al establecerse diferencias teóricas entre ambos. Sin embargo conociéndose escritos en los que enfatizaba la condición judía de algunos profesores de su universidad, se torna harto difícil no considerar su ideología nazi, sobre la que nunca hizo un rechazo público.

¿Por qué explicitamos, por entenderla necesaria, esta apretada síntesis biográfica del último de los grandes filósofos? Para llegar a entender cómo se produjo su llamado "giro lingüístico" y en qué consistió.

Ser y tiempo ponía el acento sobre la condición de un sujeto que es arrojado al mundo, para la muerte. Si bien no se plantea la condición epistemológica sino la antropológica, no deja de ocuparse del sujeto. Su seguidor más talentoso, francés, Jean Paul Sartre (1905-1980) escribirá, bajo su inspiración, su obra filosófica *El ser y la nada* (1943), impulsando lo que se conoció como existencialismo.

Jean Beaufret le preguntó: *comment redonner un sense au mot, Humanisme?* El término *mot* conceptualmente, en francés, es "palabra escrita" a diferencia de *parole* que es "palabra hablada" y *redonner*, "darle un nuevo sentido". Esto hace que Heidegger se explaye en reflexionar sobre el significado de *humanus*, palabra latina pero de origen griego-helenístico en el cual el modo de ser culto era simbolizado en la lengua, diferenciándose de los bárbaros. Así Heidegger llega a decir que *"Humanismo es el esfuerzo para que el hombre sea libre para su humanidad y encuentre en ella su dignidad"*. Asimismo dice que el ser es "lo que es" y el pensamiento "la relación del ser con la esencia del hombre"; "en el pensar el ser viene al lenguaje"; "el lenguaje es la casa del ser"; "los seres infrahumanos están entramados a su entorno pero nunca en la iluminación del ser porque les falta el lenguaje". Toda esta corta enumeración nos lleva a verificar en Heidegger su salida del hombre, del sujeto de *Ser y tiempo* en beneficio del ser *mostrando su esencia racista, sugerida al entender la lengua alemana como heredera de la griega y asumir como bárbaros (infrahumanos) a todos aquellos que no la hablaran, porque carecen de ella.*

Todo este giro lingüístico fue una crítica a la centralidad cartesiana, dominadora del mundo. En este punto es donde se ha pretendido una crítica de Heidegger al capitalismo. Lo que en realidad criticaba, él que era un hombre de provincias, de una Alemania capitalista y vencida, era a la técnica del capitalismo ya que en ningún punto de su producción hizo mención a las injusticias del sistema capitalista, a lo Marx, o a sus desviaciones, a la manera de Adam Smith. Añoraba la sabiduría campesina, atribuyéndole una profundidad que lo lleva, al final de sus días, a encuentros con pensadores orientales.

Como vimos, la *Carta* se escribió como una respuesta a Sartre. Es un antihumanismo enfrentado al humanismo sartreano. Es un antihumanismo entendiendo que lo humano está expresado por un olvido de la naturaleza en beneficio de la técnica, con la subjetividad arrojada a dominar el mundo. Contra el hombre cartesiano como señor de lo ente, olvidado del ser. Heidegger es un enemigo declarado del humanismo, de la modernidad y del sujeto. Uno de sus discípulos vendría a contestarle.

La razón instrumental y la Escuela de Frankfurt

En 1923 Félix Weil (1898-1975), un mecenas nacido en la Argentina que emigró a la Alemania de sus padres a los 9 años, fundó el Instituto de Investigación Social en la Universidad de Frankfurt (conocido como la *Escuela de Frankfurt*). Este fue un centro de pensamiento cuyo objetivo inicial fue la renovación de la teoría marxista recurriendo a la interdisciplina y a la reflexión filosófica sobre la problemática social y económica. Lo característico de esta escuela es que nunca existió unidad doctrinaria entre sus miembros dando lugar a diferentes e importantes desarrollos teóricos.

Dos integrantes de este instituto emigrados a Estados Unidos, Theodor Adorno (1903-1969) y Max Horkheimer (1895-1973), publicaron en 1947 *Dialéctica del Iluminismo*. En este libro se intentó entender cuáles fueron las razones por las cuales el hombre llegó a los horrores de la Segunda Guerra Mundial. Adorno llegó a afirmar, espantado y escéptico del destino del hombre, que "*luego de Auschwitz es imposible escribir poesía*". Hasta aquí hemos visto la evolución operada por el hombre y su visión del mundo. Se había llegado al siglo XX en una exaltación de la razón y la cultura y sin embargo había ocurrido Auschwitz. Los autores afirman que el sueño iluminista del siglo XVIII, el sueño de la razón, había desembocado en los horrores de la guerra, ¿Como un resultado necesario y obligatorio? ¿Como una desviación de sus propósitos? Ubican su crítica (recordemos que ambos vienen del marxismo de la Escuela) en la sociedad burguesa y en el tratamiento que ésta le da a la naturaleza y a la condición humana. Un tratamiento basado en lo que llaman *razón instrumental*, heredera conceptual de Heidegger, una razón destinada a dominar el mundo y a los hombres.

El humanismo sartreano

También Sartre (1905-1980) fue testigo y actor comprometido de los tiempos de la Segunda Guerra. También él no dudó en calificar de criminales sus hechos y consecuencias. Pero pensó otras respuestas.

Agudo e inteligente lector, de él llega a decir Gadamer que se atrevió a mezclar las tres "haches" de la filosofía alemana: Hegel, Husserl, Heidegger. Llega a afirmar, contra Husserl, que "no hay nada en la conciencia" y que el mundo no es aprehensible por la conciencia sino que ésta se constituye cuando adviene al mundo, por sus objetividades.

También discutió al Heidegger de *Ser y tiempo* al decir que no hay tal *Dasein* que se posiciona frente al mundo y lo hace suyo, sino que tal *ser-en-el-mundo*, el estar arrojado al mundo, es algo que le ocurre a la conciencia. Esto es: que no hay mundo por un lado y conciencia por el otro. El *cogito* no es "yo tengo conciencia de esta silla" sino "hay conciencia de esta silla". El yo cartesiano, una "cosa", no existe para Sartre. La conciencia no es *del* hombre, *es el hombre*. Pero que es pura nada, una nada trascendental, todo está afuera. El *cogito* es una nada.

Distingue entre el *ser-en-sí* del *ser-para-sí*. El primero lo define: "el ser es lo que es", es lo que la pasa a la conciencia humana, es tener conciencia de algo. Y el ser-para-sí, la realidad humana, esto es, nada. El ser-en-sí es *pura positividad*, es lo que es. El ser-para-sí es su negación, la nada. La conciencia no es lo que la realidad es.

Todo esto lleva, indefectiblemente, a que somos lo que nuestro "afuera" hace con nosotros, lo que implica el ejercicio de la libertad al elegir qué ser y qué hacer.

En 1960 apareció la formidable *Crítica de la razón dialéctica*, intento de unir la fenomenología y el marxismo, o sea la unión del sujeto arrojado al mundo y la materialidad de los conflictos históricos. Sartre plantea las objetividades del mundo como condicionantes y paralizantes del "ser" con lo que destaca la importancia revolucionaria del ejercicio de su negatividad dialéctica. Ya no hay sujeto-objeto. El *cogito*, definido por su acción, pasa a ser la *praxis* en relación con la materialidad concreta o virtual (su objeto). *El conocimiento, un momento de la praxis*.

Así llega a un aporte epistemológico en el cual sólo será posible el conocimiento a partir de un movimiento que va de *totalización en totalización*, siempre partiendo de otra, siempre un momento. Distinguiéndola de las *totalidades*, fijas, hechas, en donde el todo es más que la suma de las partes. Esto lleva a tener una idea del conocimiento-en-el-mundo, esto es en donde *el experimentador forma parte del experimento*. De esta manera se opone a la exterioridad histórica de algunos análisis marxistas dogmáticos para recuperar la *praxis* individual, una *praxis de la libertad*. El individuo en la historia. Aquél, haciéndola y ésta, haciéndolo.

"Ser" un profesional de las ciencias de la salud es nuestro en-sí. El para-sí que se nos plantea, en términos sartreanos, es la realidad cotidiana, el lugar donde el desvalido humano se enfrenta con su propia nada, donde nos encontramos con nuestra propia nada. Y es allí donde ejerceremos nuestra libertad.

El postmodernismo

Éste es un movimiento surgido en la segunda mitad del siglo XX que abarca el campo de lo filosófico, lo artístico, lo cultural sin un cuerpo doctrinario que lo unifique, salvo su cuestionamiento a la modernidad y sus saberes. En 1979 Francois Lyotard publicó un libro en el que daba cuenta del mismo (*La condición postmoderna*) y en el que sintetizaba que lo que lo caracterizaba era su incredulidad frente a los "Grandes Relatos" (el cristianismo, la Ilustración, el hegelianismo, el marxismo y el capitalismo). Sus efectos están presentes en diferentes escenarios de la vida cotidiana.

Pacientes que recurren a medicinas esotéricas, a terapéuticas precientíficas, a prácticas originadas en otras culturas y transplantadas a nuestras regiones. Pero también en la vida académica. Investigaciones históricas ocupadas en conocer el destino de cuatro familias migrantes a una ciudad de la pampa húmeda. Estudiantes inscriptos en carreras universitarias en búsqueda de un título y no de conocimiento.

De lo que hemos expresado en el capítulo 2 y en éste, surge la figura de Martin Heidegger como su principal inspirador. Pero bueno es recordar que la idea de *razón instrumental* de Adorno y Horkheimer, con Auschwitz como culminación necesaria del racionalismo de la modernidad, también hizo su aporte.

Como vimos, Sartre fue el filósofo de las totalizaciones y destotalizaciones (*Crítica de la razón dialéctica*). El postmodernismo planteó la historia como una suma algebraica de fragmentos, sin una linealidad, sin la teleología marxista, en una exaltación de la discontinuidad y del azar. Una suma en la que la totalidad (no la totalización, que es un concepto del devenir) nos informa de lo que la realidad falsamente "es". En una lógica analítica en la que nada agregamos, más allá de lo que hace a la condición propia de lo estudiado. No establece relaciones, no dialectiza.

Alberto Carli y Beatriz Kennel

En la práctica profesional de las ciencias de la salud existe un fenómeno que consideramos altamente ilustrativo de lo que acabamos de decir. Es frecuente que un paciente necesite realizar interconsultas con especialistas, al cabo de las cuales sería de esperar encontrarnos con una orientación adecuada acerca de lo que lo aqueja, *una totalización*. Sin embargo, realizadas que fueron las mismas, con frecuencia se termina sin tener un resultado final satisfactorio. ¿Qué es lo que ha pasado? Que el paciente ha sido visto por partes fragmentarias, por múltiples visiones, todas parciales, todas discontinuas, con las que se ha llegado a una totalidad. No se ha dialectizado, no se han buscado totalizaciones que permitan una adecuada comprensión de ese ser sufriente.

El más importante de los pensadores postmodernos fue Michel Foucault, de quien hemos utilizado el estudio que hace de "Las Meninas" en su libro *Las palabras y las cosas* (1966). Y debemos decir que si Heidegger expulsó del centro de la historia al hombre, Foucault vino a matarlo explicando que "*Antes del fin del siglo XVIII, el hombre no existía...*" llegando a afirmar, siguiendo a Nietzche, que las subjetividades (ese logro de la modernidad) son constituidas por el poder. En sus escritos sigue el estilo de la *noveau roman* (Virginia Wolf, Kafka, Camus) en la que no interesan la caracterización de los sujetos sino el flujo de sus ideas, *expresadas en su lenguaje*, el lenguaje dejando de lado a los sujetos. El lenguaje ocupando la centralidad. El nuevo absoluto.

En *Vigilar y castigar* (1975), trabajando sobre la idea del panóptico, estructura destinada a la observación, desde una posición central, de las celdas del anillo periférico, desarrolló su crítica a la racionalidad del poder, con lo que ataca a la razón, columna fundamental de la modernidad. Analizando la evolución histórica de la burguesía en su rol de clase dominante encuentra que, para mantener esa posición, no sólo se ha preocupado de organizar jurídicamente a la sociedad sino que, también, ha generado mecanismos de disciplinamiento (manicomios, cárceles).

En *Historia de la sexualidad* (1976) Foucault llega a jugar con los dos sentidos de la palabra "sujeto": en el que venimos usando hasta ahora, poseedor de subjetividad, y en el de sujeto/sujetado, propio de su condición de individuo de la cultura, para mostrar cómo la sexualidad, objeto de su preocupación, es controlada por la ciencia, instrumento del poder.

En síntesis: el postmodernismo se constituyó con la eliminación del sujeto, ese absoluto de la modernidad. Y con él cayeron muchos de los valores que la modernidad había implantado. Su hecho histórico fundante, la

Revolución Francesa, hablaba de *igualdad, libertad, fraternidad*. El postmodernismo favoreció, al eliminar de la centralidad a la subjetividad humana, el cuestionamiento de esos y otros valores, instalando una visión parcializada y fragmentada de la vida de los hombres. Una vida que, según mostraba la historia, no cumplía con la linealidad planteada por el marxismo pero tampoco era ajena a sus esfuerzos, sufrimientos y luchas.

Como referimos antes, en 1997 dos físicos, un estadounidense (Alan Sokal) y un belga (Jean Bricmont) publicaron un libro, *Imposturas intelectuales*, en el cual ridiculizaban a algunos de los intelectuales postmodernos y su utilización de un lenguaje hermético en el que apelan, equivocadamente, a elementos de las ciencias duras, en un esfuerzo por dar un aire de seriedad científica a sus afirmaciones.

Se necesitaban otros absolutos y así aparecieron la antropología estructural de Levy Strauss, el psicoanálisis de Jacques Lacan, la lingüística.

La complejidad

Como vimos hasta aquí la mirada mecanicista-causal, útil en el marco de las llamadas "ciencias duras", se había mostrado insuficiente a la hora de acceder, en el campo de las ciencias médicas y en el de la cultura, a ese fenómeno que llamamos conocimiento.

El conocimiento no consiste en transformar la realidad de compleja en simple sino en comprensible. Y en la búsqueda de esa comprensión la humanidad ha recorrido un largo camino a cuyos bordes, según hemos visto, siempre se ha encontrado la historia. Ese camino no ha tenido la linealidad ni la previsibilidad que algunos pensadores (Hegel, Marx) le atribuyeron. Ha habido idas y venidas, avances y retrocesos, incertidumbres, todos marcados por lo propio de la condición humana.

Pero tampoco ha sido cierto que el hombre, el destino de los hombres, tuviera el comportamiento de una hoja en la tormenta. Sarte, en su polémica con los estructuralistas, decía que "las estructuras no salen a la calle", marcando la participación activa de los hombres, los ciudadanos en los hechos que ocurrían en la Francia de fines de los sesenta.

Un pensador; Edgard Morin (n. 1921), culminando ideas ya presentes en autores como Cassirier, Whitehead, Husserl, Dewey, Bateson, Lorenz, Prigogine y otros, al publicar su libro *El método (1966)* dice, recordando a Heinz von Foerster (1911-2002), que precisamos "no sólo una epistemología de los sistemas observados, sino también una epistemología de los sistemas observadores". Y esto nos remite a Hegel.

Refiere que la complejidad (entendido como "lo que no es simple") es luchar contra la enfermedad del intelecto, exagerando y en el olvido de los logros de la física newtoniana llega a decir que " es la enfermedad degenerativa de la racionalidad". Entiende que la dificultad es reducir la realidad a los esquemas del observador. Pero dice mucho más este sólido pensador francés. Llega a decir que "creemos haber mostrado que era posible definir y fundar una noción objetiva del sujeto". *Otra vez el sujeto tomando cuerpo en la historia.* Agrega que "El sujeto aquí reintegrado no es el Ego metafísico, fundamento y juez supremo de todas las cosas. Es el sujeto viviente, aleatorio, insuficiente, vacilante, modesto, que introduce su propia finitud. No es portador de la consciencia soberana que trasciende los tiempos y los espacios; *introduce, por el contrario, la historialidad de la consciencia*".

Con el *pensamiento complejo* apareció nuevamente el sujeto y su centralidad histórica y se desarrolló lo que se denominó Teoría de los Sistemas Complejos la que es del orden de lo empírico (no empirista) que, en síntesis, consiste en un modelo que acepta un tipo de organización *por sistemas* estratificados que son totalidades no aditivas de elementos constituyentes y de sus interrelaciones. Una metáfora que se nos ha revelado como útil es la de pensar a la manera de "cajitas chinas" o "muñecas rusas", en las que consideraremos a unos sistemas como abarcadores de otros de nivel inferior y, a su vez, subsumidos en otros de nivel superior.

Estos sistemas son *dinámicos* en relación con su propia evolución y la de los otros sub y suprasistemas y su contexto. Por propia decisión del investigador, es sometido a un "recorte" para proceder a estudiarlo. Su objetivo es lograr *explicaciones causales*, obtenidas mediante constataciones en observaciones secuenciales justificadas por una adecuada articulación teórica.

No utiliza, por eso, la necesidad de diferenciarlas conceptualmente, las *relaciones causales* que son las que se explicitan en leyes obtenidas inductivamente a partir de regularidades observadas.

A manera ilustrativa recordaremos párrafos de Rolando García (n. 1919):

"En los sistemas complejos pueden distinguirse procesos de diferente nivel, vinculados entre sí por relaciones estructurales y cuya interacción no es mecánica ni

lineal. *Los casos más interesantes corresponden a situaciones de estructuras imbricadas, generalmente con diferentes escalas de fenómenos y con dinámicas muy distintas. Así, por ejemplo, las contracciones y dilataciones del corazón pueden estudiarse en por lo menos tres niveles: el nivel orgánico (en el cual las dilataciones están relacionadas con el volumen y la presión del flujo de sangre, los movimientos de las válvulas, etc.); el nivel celular (dilataciones y contracciones de las fibras, con los desplazamientos de las fibras duras y blandas en las sarcómeras); y el nivel molecular (donde se vinculan las proteínas contráctiles con la liberación de calcio y diversos procesos enzimáticos).*

Este modelo de estratificación y de no-linealidad reconoce antecedentes en disciplinas diversas, aunque no se haya especificado la utilización del término "complejidad", tales como la biología, la economía política de Marx, las teorías psicoanalíticas de Freud y de epistemología genética de Piaget.

Conclusiones

Este rápido e incompleto recorrido por la historia de la filosofía y de la epistemología es un intento de darle al lector, un profesional de las ciencias de la salud, una idea aproximada de la evolución del pensamiento europeo occidental en el cual, a poco que lo reflexione, está subsumido su propio pensamiento.

Así, cuando desee investigar algún tema, aquello que le parecía "por fuera" de su persona, casi de manera cartesiana, a poco que lo piense se le incorporará a lo Hegel, recordándole la dialéctica entre objeto y sujeto, con la misma esencia, preanunciando la complejidad de la realidad y sus objetos.

También, cuando aborde la condición de *constructo* de su objeto, se le reflejará Kant. En su vida cotidiana, Sartre le estará hablando de su propia condición de hombre libre y Marx, Nietzche y Foucault, desde diferentes posiciones hermenéuticas, le recordarán el ejercicio del poder que hacen los grupos dominantes. Haber leído sobre Heidegger, Adorno y Horkheimer ofrecerá elementos como para que se acerque a una cierta comprensión de los tiempos que vivimos.

Estas conclusiones abiertas tienen la intención de provocar en el lector preguntas en relación con su condición de sujeto de la ciencia. Una ciencia heredera de una tradición histórica con la que se construyó su cuerpo doctrinario general para cuyo abordaje es necesario y obligatorio reconocer la existencia de países centrales y periféricos con temas no siempre superponibles, ni históricamente contemporáneos.

Capítulo 4

El complejo salud-enfermedad

Ideas para pensar el momento histórico

Como seguramente habrá observado el lector nos hemos referido constantemente a unas denominadas "Ciencias de la salud", aun cuando pusiéramos el acento en las dificultades de denominar como científicas a estas disciplinas que, como tales, son diversas.

Asimismo en los capítulos previos hemos realizado el esfuerzo, no sabemos si con los resultados deseados, de presentar las condiciones contextuales que hacen al desarrollo de las ideas. Y entre las ideas que se desarrollan están las que sirven de marco conceptual a la salud, a la enfermedad, a lo que ambas tienen en tanto humanas.

En el desarrollo histórico que nos ha tocado seguir vimos cómo las ideas de salud y enfermedad han sido prohijadas por la concepción del mundo que tuvieran sus actores históricos.

Así vimos cómo la cosmovisión que tenían los distintos pueblos repercutió sobre la medicina que practicaron de manera activa, en tanto curadores, o bien de manera pasiva, en tanto portadores de enfermedad o padecimiento. Y nos preocupamos de referir ambos términos en la conciencia de que no son sinónimos y que la segunda es portadora de una carga de una mayor complejidad, seguramente más rica que la primera, encerrada en los límites a que el pensamiento biologista la ha confinado.

Por todo eso es que preferimos nombrar, cuando tratamos de abordar el tema, como complejo de salud-enfermedad para cuyo estudio hemos de ubicarlo, primeramente, en un contexto delimitado por las dos categorías fundamentales para cualquier tipo de análisis: tiempo y espacio.

El tiempo que nos toca vivir es de indudable conmoción. Han desaparecido todas las seguridades, todas las expectativas con las que creíamos que podíamos imaginar nuestro futuro. Todo es incertidumbre. El postmodernismo ha decidido la muerte de los grandes relatos. Ya no pensamos la historia como una serie de acontecimientos concatenados y con una lógica que la haga predecible, la historia ha perdido una deseada e ilusoria linealidad. La historia no es teleológica, como pensaban Hegel y Marx.

Este es un tiempo, de cuyas causas nos hemos ocupado, en que las relaciones entre los hombres muestran que se han tirado por la borda siglos de construcción cultural de aquello que Hegel llamaba *función eticizante*, indispensable para la convivencia civilizada. En que la ferocidad es una cualidad elogiada, el triunfo un objetivo y las reglas, una excusa para burlarlas. El lugar, el espacio, en donde todo esto está ocurriendo es nuestro barrio, nuestro país, nuestro continente, nuestra cultura.

En esta breve introducción intentamos presentar parcialmente el contexto en el que, no creemos que por casualidad, se ha manifestado esa crisis de los saberes denominada postmodernismo y que ha llevado a cuestionar la manera en que se legitima lo que llamamos conocimiento, del cual las ciencias de la salud y su ejercicio profesional son una expresión parcial. El cuestionamiento sería aceptable si de lo que se tratara fuera de cuestionar el modelo mecanicista-causal que nos venía de los siglos XVII y XVIII y que se ha mostrado como insuficiente para una lectura del mundo. Pero el cuestionamiento se transformó en una crítica al mismo conocimiento, a semejanza de la que Heidegger hacía del capitalismo, no en tanto sistema económico que condena a millones de seres humanos al hambre y al desamparo, sino en tanto sistema que con su técnica ha llevado al hombre al olvido del Ser.

Dicho lo cual ya tenemos un tiempo (el actual), un espacio (el nuestro) y un tema convocante: el complejo de salud-enfermedad.

El problema del conocimiento

Fue en la modernidad que se planteó la inconmensurabilidad no resuelta entre naturaleza y cultura. Desde siempre se ha cuestionado que la cultura, y uno de sus productos, la ciencia, se atreviera a explicitar lo que ocurre en la naturaleza. Esta inconmensurabilidad fue motivo de preocupación para diferentes pensadores, que no la resolvieron. Los postmodernos tampoco y prefirieron dejarla de lado, eliminándola como tema y reduciendo la ciencia a sus aspectos discursivos. La tarea a realizar en el campo del conocimiento nos exige hacer una síntesis de comprensión de las grandes regiones ontológicas de la naturaleza y la cultura, por un lado, y la realidad y el discurso, por el otro, demostrando que la ciencia tiene existencia y no meramente opiniones y especulación.

No será éste el momento en que abordemos esta temática, puntualizada a los efectos de resaltar ciertos aspectos del problema.

Entendida que sea esta primera dificultad epistemológica aceptaremos que la ciencia, para poder abordar de alguna manera la llamada realidad, debe trabajar a partir de un cierto reduccionismo operatorio. Una realidad *construida* a partir de la ficción, frecuentemente olvidada, de aceptar que existe sincronía entre el fenómeno estudiado y su análisis. A partir de la ilusión de que es *verdadero* aquello que somos capaces de captar en un instante dado, haciendo caso omiso de los cambios obligatorios y necesarios de la vida. En una simple glucemia, que es un corte en el tiempo, aceptamos que es la expresión del metabolismo glúcido, que *imaginaremos en su dinámica*.

El recuerdo de la diversidad de marcos doctrinarios de que nos servimos también sirve para ilustrar la complejidad a la que estamos refiriéndonos. Recurrimos, como dijimos en el capítulo anterior, a elementos teóricos de la biología, pero también de la química, de la física, de la psicología, etcétera, lo que determina que el objeto de nuestra profesión sea lo que Bruno Latour (n. 1947) denominó un *híbrido*. Esto es: un *objeto-producto* del entrecruzamiento de marcos teóricos utilizados según necesidad. Un objeto *que no existe en la naturaleza.*, que es una creación del hombre de la modernidad.

Es indudable que el caudal de conocimientos que las ciencias de la salud han alcanzado hace que estas dificultades epistemológicas habitualmente sean dejadas de lado en beneficio de la eficacia, esa cualidad esencial de la ciencia.

Hacer mención de estas circunstancias nos parece importante, porque nos ayudará a entender las batallas teóricas e ideológicas que se han dado, y sus resoluciones, así como la manera en que se investiga y trabaja en las ciencias de la salud, en cuáles son sus temas, cuáles sus intereses.

Alberto Carli y Beatriz Kennel

El problema de las ciencias de la salud

Cualquier desarrollo doctrinario dado en una sociedad en un momento histórico determinado necesita su apoyo en una corriente filosófica que lo justifique y lo haga posible.

Nuestro pensamiento médico contemporáneo reconoce un esquema etiopatogénico con una secuencia clara de tipo causal, en perfecto acuerdo con la manera en que nuestra mente fue organizada para observar el mundo y ser capaz de pensar acerca del mismo.

Adecuado será recordar a Jean Paul Sartre cuando decía que somos lo que hacemos con lo que han hecho con nosotros, resaltando así la idea de que *somos pensados*, pensamos como nuestro marco histórico-cultural lo determina pero, también la de *nuestra libertad* frente a ese marco.

Construir un objeto de estudio, como vimos antes, exige objetivos claros, hipótesis de trabajo posibles de ser puestas a prueba y teorías con fortaleza heurística.

Todo esto, accesible de lograr por parte de un profesional bien formado, no presenta demasiadas dificultades en el momento de la empiria profesional.

Por lo dicho, no es nuestra preocupación poner en tela de juicio nuestras ciencias de la salud, sino hacer e invitar al lector a que haga algunas reflexiones que nos ayuden a pensar acerca de la misma y su ejercicio profesional.

No pondremos en discusión la validez del método hipotético deductivo, herramienta que ha demostrado largamente su utilidad en el campo científico, en la búsqueda de lo nuevo-diferente, esto es lo desconocido. Tampoco a cuestionar el camino inductivo, que pone a prueba el saber aceptado en el consultorio, el hospital o el laboratorio. El destino de la práctica profesional es, al fin, apoderarse del conocimiento para colocarlo al servicio de su actividad.

Lo que queremos plantear es la naturaleza del objeto que somos capaces de construir, apoyados en verdades surgidas de otros territorios del conocimiento.

Jürgen Habermas (1929-) dice en su libro *Conocimiento e interés* que "la fuerte influencia positivista produjo 1) que se identificara ciencia con conocimiento, 2) que se redujera la teoría del conocimiento a una teoría de la ciencia y 3) que importantes estrategias epistémicas como la Analogía perdieran relevancia".

De lo antes mencionado surge algo que los que trabajamos en ciencias de la salud olvidamos con frecuencia: que la ciencia no es la única forma de conocimiento, que el conocimiento es más abarcador que la ciencia y el importante papel que juega la analogía como herramienta epistémica. Acerca de estos aspectos nos hemos ocupado en el primer capítulo.

Pero, y por eso hemos traído esta referencia, las ciencias de la salud no han escapado a estas afirmaciones y sus consecuencias. Ha sido tal el esfuerzo por impregnarse de "objetividad" en su esfuerzo por saberse y hacerse ciencia, esa condición tan deseada, que se ha olvidado de que su *objeto de estudio es la salud y enfermedad humanas*. Una objetividad que entendemos como cuestionable.

Para justificar esta última afirmación volveremos nuestra mirada sobre una herramienta ya utilizada: el Cuadrilátero de Greimas.

En este esquema lo que intentamos mostrar es la existencia de contrarios (objetividad-subjetividad), en los que es pensable su coexistencia; y sus contradictorios correspondientes (no objetividad- no subjetividad) es decir: aquellos en que si se da uno no se da el otro. No es posible la objetividad y la no objetividad, ni la subjetividad y la no subjetividad al mismo tiempo. Otro aporte de este cuadrilátero es poder mostrar cómo en las condiciones absolutas (objetividad y subjetividad), que en definitiva serían el resultado de una suma teórica de *particulares diferentes*, están subsumidas condiciones que las preanuncian, aunque nunca se alcancen. De esta manera entendemos que la ciencia no es poseedora de esa propiedad llamada objetividad sino, a lo sumo, de una no-subjetividad, obtenida con esfuerzo, mediante un fuerte anclaje en la teoría.

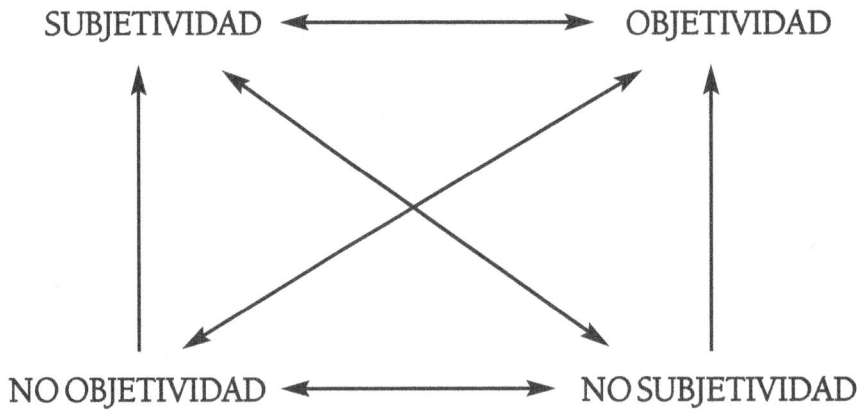

Alberto Carli y Beatriz Kennel

De lo dicho antes entendemos que está claro lo multidimensional que es el objeto de nuestro interés médico, también la lógica del pensamiento que subyace en las preguntas que a diario nos hacemos (qué es?, cómo es?, por qué es?, con qué se relaciona?) todas tendientes a aclarar algo del complejo de salud-enfermedad.

Pero un hombre es mucho más que la posibilidad de ser instalado en una taxonomía. Asimismo es más que la suma de sus partes. Partes que la ciencia genera para poder tener alguna forma de abordaje pero que no debe confundirse con una expresión "real".

Las ciencias de la salud de nuestro tiempo

Vivimos tiempos en que el interés médico pasa por la enfermedad (transformada en objeto de estudio) y no por el enfermo. Nos refugiamos en las seguridades del lenguaje *matematizado*, queremos ser "científicos", porque nos resulta insoportable la presencia del otro. Otro que con su minusvalía, con sus miserias, nos evoca nuestra minusvalía y nuestras miserias. Creemos, equivocadamente, que *lenguaje matematizado* significa "matemático", en un esfuerzo torpe, malentendiendo un término que no significa eso que creemos que significa. El lenguaje matematizado ha sido creado para permitir la comunicación entre científicos con diferentes lenguas maternas, para eludir en lo posible las imprecisiones del lenguaje coloquial y el peso cultural de las palabras. Pero lo terrible es que hacemos uso de esa herramienta, de indudable valor en la ciencia, para hablar con nuestros pacientes, con nuestros enfermos, sin lograr que nos entiendan, más aún: evitando que lo logren. No hacemos más que deshumanizar nuestra tarea, quitándole la condición de ser la más formidable creación ética de la especie.

Todo esto hace que también, cuando investigamos, dirijamos nuestra atención preferencial a esa construcción llamada "enfermedad" y no a ese ser sufriente de la materialidad concreta que es el "enfermo". Nos preocupamos por ser científicos y nos olvidamos de ser piadosos.

El mismo Cuadrilátero de Greimas nos parece que será de utilidad para pensar, a la luz de la lógica dialéctica, el complejo de salud enfermedad, en el pensamiento de Juan Samaja.

¿Qué nos dice este Cuadrilátero?. Varias cosas: que es posible la coexistencia de salud y enfermedad en el mismo individuo, que hay diferencias entre estar sano y no-enfermo. Aquél no ha tenido la experiencia de la enfermedad que en éste ha sido constructora de su realidad y que, asimismo, esta condición de no-enfermo permanecerá, subsumida, en su historia de enfermo, cosa que será bueno recordar en el momento en que la enfermedad se instale. No será lo mismo abordar un paciente con experiencias de enfermedad que sin ellas, y de esto puede dar cuenta cualquiera. *No es lo mismo enfermar-se que "ser" enfermo.*

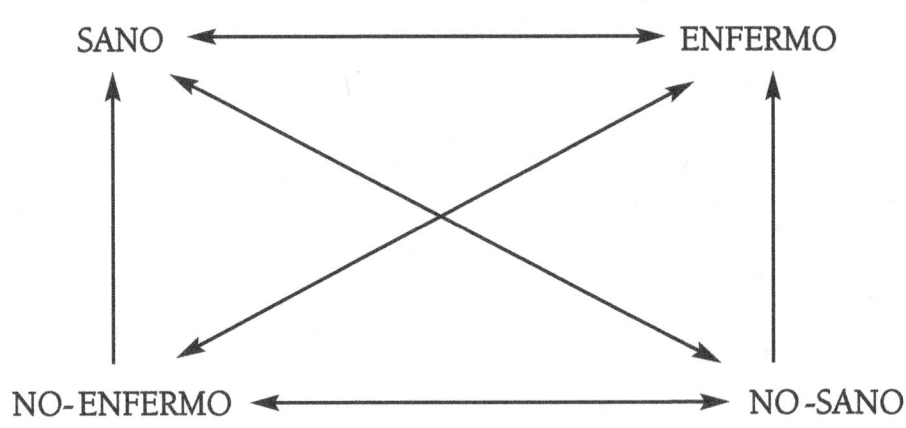

ESTADO DE SALUD

SANO ←→ ENFERMO

NO-ENFERMO ←→ NO-SANO

PROCESO DE SALUD-ENFERMEDAD

Un enfermo que, para abordarlo, es reducido a los valores y categorías que se han elaborado a partir del paradigma de la enfermedad, sin tener en cuenta lo que significa para él la vida. Sin que tengamos en cuenta si es feliz o no. Cuáles son las consecuencias, reales o imaginarias, que tiene para él su enfermedad. Sin pensar en la calidad de su vida.

Nos interesa saber que con la droga X hemos logrado que su fracción de eyección aumente un 15% pero no nos preguntamos si eso resulta en una mejor calidad de vida.

Alberto Carli y Beatriz Kennel

Algunas digresiones

Somos presa de la fantasía según la cual creemos que curamos, olvidando algunos aspectos que hacen a la esencia de nuestra profesión y que, para recordarlos, entendemos útiles algunas digresiones etimológicas.

"Doctor" deriva del latín en el cual *doceo* significa "enseñar una cosa", *doctus* es "instruido, sabio" y *doctōris* es "el maestro", aquel que enseña.

Asimismo, médico se origina en *medēri*, que significa "cuidar" y *medicus*, "el que cuida".

Wittgenstein (1889-1951) expresó la idea de que las palabras, en su calidad y cantidad, permitían una aproximación al mundo de quien las poseía. Y si, como contaba Borges (1899-1986) que decía Lugones (1874-1936), todas las palabras han sido originariamente metáforas y éstas son las que permiten el lenguaje (sin metáforas sería imposible hablar). Y si sólo con algún lenguaje es posible el pensamiento, no es difícil entender qué tipo de pensamiento será el resultante de olvidar qué significan los términos cuya etimología acabamos de recordar y cuáles los efectos de ese "olvido".

A menudo a los conceptos de salud y de enfermedad se los considera como términos interdependientes. Como dos conceptos que se oponen mutuamente a lo sumo con grados intermedios entre uno y otro.

En muchas oportunidades la salud se mide por la negativa, es decir, aparece inadvertida hasta tanto no sobreviene la enfermedad que irrumpe como algo insólito que se manifiesta por signos y síntomas.

Por su parte, la enfermedad del latín *In-firmus* (falta de firmeza), pareciera constitutiva de la personalidad, ya que el hombre la necesita para mantener vivo el ideal de la salud y de felicidad.

Asimismo, la Organización Mundial de la salud (OMS) define a la salud como a aquel "estado de completo bienestar físico, mental y social y no la mera ausencia de enfermedad".

Si bien definirla en estos términos implica un avance hacia una concepción del sujeto en sus aspectos bio-psico-sociales y a una definición no por su negativa, entendemos que la misma merece un análisis crítico.

Primero, es una definición a-histórica. Al tomarla como "estado" se considera, simplemente, el aquí y ahora. Nosotros pensamos que es un proceso ligado con el devenir, en el que el germen de concepciones futuras acerca de un estado de salud o de enfermedad lleva intrínseco las ideas que en el pasado se tuvieron sobre los mismos. Como el lector recordará, en el capítulo anterior ya nos hemos referido a las totalizaciones y destotalizaciones históricas.

Segundo, se trata de una definición a-cultural. En este punto es necesario recordar que cada pueblo, cada cultura y en relación con el propio recorrido histórico, como vimos, dará su propia explicación sobre lo que entiende por "completo bienestar".

Tercero, es una definición estática que se apoya en *lo dado* sin contemplar el dinámico proceso que la vida misma encierra, aun a la hora de entender cuál es la situación actual de un organismo.

Por último, y a partir de las ideas mencionadas, se trata de una concepción de salud en términos absolutos, en la que la oposición de los contrarios no entra en juego para dar lugar a la doble implicancia de lo que pensamos se debe considerar, en términos dialécticos, el par antitético salud-enfermedad.

Si entendemos que la ausencia de sufrimiento en el organismo no es sinónimo de salud, si dijimos que salud no es solamente ausencia de enfermedad, si vemos que la salud no es un estado que el sujeto obtendrá o perderá de una vez y para siempre, si el concepto de salud, por ende, no podrá ser nunca un concepto estadístico, ¿qué caracteriza a la salud?

Comprendiendo a la salud como un proceso equilibrado de interacción individuo-medio, es obligatorio y necesario considerarla desde varias perspectivas en cualquier punto del continuo en que se la quiera conocer y medir.

Una modesta proposición

Como dijimos en un capítulo anterior, hace muchos años (1729) en Dublín, Jonathan Swift en la idea de prevenir "*que los niños de los pobres de Irlanda fueran una carga para sus padres o para el país, y para hacerlos útiles al público*" propuso: ¡comérselos!

Por cierto que esta propuesta (satírica) del celebrado autor hasta donde sabemos no tuvo eco pero la recordamos para mostrar las dificultades que tenemos los seres humanos para encontrarnos con el otro. Con un otro del que somos *responsables* (capaces de dar respuesta) y, para alivio de nuestras conciencias, pocas veces culpables. *Tenemos la obligación de dar respuestas.*

Frente a los enfermos, a los que, siguiendo a Swift en su ironía podríamos proponer matarlos, es nuestra obligación no inferir, como en un reduccionismo simplista pudiera proponerse, que lo social es una mera prolongación de lo biológico; la actividad humana, eso que llamamos genéricamente cultura, no es una prolongación sino una negación y una superación de lo biológico.

En palabras de Juan Samaja: "Las normas, en el mundo de la vida, son puntos de llegada de la evolución; en tanto que las normas, en el mundo de la cultura, son nociones fundantes o puntos de partida. La vida cotidiana del hombre no podría pensarse si los sujetos no pudieran distinguir entre lo que es y lo que debiera ser". Y esta es una noción a recuperar y entender que aquello que llamamos salud o enfermedad es el resultado de una evolución conceptual realizada por la humanidad a través de los tiempos. Desde la ciencia esos conceptos devienen nociones adoptadas por las sociedades para permitir, de manera operativa, la distinción entre salud y enfermedad.

Los médicos no curamos a nadie, solemos afirmar para asombro de nuestros alumnos. Y la idea equivocada de que sí curamos nos lleva también a que nuestro interés esté dirigido a conocer cada vez más de las enfermedades, olvidando a ese ser que es nuestro objeto obligado de interés profesional y científico: el enfermo.

En estos tiempos de la postmodernidad, entendemos como importante la recuperación de lo esencial de la condición del médico: una mente clara y un espíritu bondadoso.

Medicina Basada en la Evidencia o la historia de una ilusión

Como vimos en el capítulo 1 el hombre, en su esfuerzo por entender el mundo en el que vive, desarrolló diferentes estrategias. Mitos, leyendas y creencias son parte ineludible de nuestras vidas. Con ellos hemos recorrido miles de años con resultados que podríamos considerar afortunados. Esos resultados, buscados en diferentes marcos contextuales y amparados por formas de organización social que aseguraron su validez, han permitido llegar a estos días con un desarrollo asombroso de los saberes de la especie. Asimismo con la posesión de una herramienta, la ciencia, de gran importancia en el desarrollo de cada una de las naciones en que el hombre ha logrado constituirse.

En otro capítulo nos hemos ocupado de la manera en las que disciplinas adquieren la condición de científicas, las herramientas que utilizan para la construcción de sus objetos y las estrategias con las que se trabaja en la empiria en la que es un paso fundamental el relevamiento de la información estructurada como datos científicos. En los datos recogidos, las unidades de análisis serán las variables con las que se ha construido el objeto de interés cognitivo, esto es se procederá a hacer lo que la ciencia debe hacer: medir. Y con esa medición se concretará un acercamiento a cierto conocimiento del tema de interés. Esas mediciones y su análisis pasarán a formar parte, con otras mediciones y otros análisis de otras investigaciones, de un corpus mayor con lo que se constituirá una información acumulada y que en estos tiempos ha merecido el abordaje con una estrategia que se conoce como Medicina Basada en la Evidencia (MBE).

MBE ha pasado a ser una suerte de nueva teología con médicos que recorren las salas de los hospitales portando en los bolsillos de sus guardapolvos pequeñas computadoras en las que buscan las respuestas a sus dudas. Y de eso queremos hablar.

Entendemos que ha quedado claro, por lo dicho en páginas precedentes, que la estructura del objeto y de los datos será una *construcción a priori*. El investigador construye el objeto y la estructura de los datos que recogerá en el campo, antes del trabajo empírico. Por todo esto se entienden las dudas epistemológicas que nos surgen cuando se pretenden generalizar conclusiones a partir de agrupar información construida previamente y de manera aislada. Fácil resulta pensar que nada asegura la igualdad de los objetos y los datos construidos con los que se trabaja en la MBE.

Por supuesto que no es nuestra intención descalificar una estrategia que intenta paliar el problema de cierta intoxicación informativa. Piénsese lo inaccesible que resultan las casi 25.000 revistas médicas circulantes y los casi 1600 artículos publicados por día. Asimismo lo abrumador que se ha tornado el trabajo médico. Lo que estamos intentando es realizar un llamado de atención acerca del manejo de una herramienta que juzgamos útil pero que nos plantea dificultades epistemológicas, prácticas y éticas.

Lo que la MBE está poniendo en juego en primer lugar es un tema ya tratado en el siglo XVIII y conocido como el "dilema de Hume", por David Hume (1711-1776), filósofo escocés que se ocupó del tema dudando de la validez epistemológica de la inducción. La inducción es un tipo de inferencia que consiste en que si en una gran variedad de condiciones se observa una gran cantidad de A y todos los A observados, sin excepción, poseen la propiedad

B, entonces todos los A poseen la propiedad B. El dilema de la Inducción consiste en que no es lógicamente válida porque entrega más información que la entregada en las premisas y no se justifica desde la experiencia porque necesita de la regularidad de la naturaleza.

Para abordar el tema de la inducción podremos recurrir a los tres principios del llamado Trilema de Fries según el cual sería lógico ya que es un razonamiento correcto y trasmite la verdad de las premisas a la conclusión, sería científico por su simplicidad y evidencia y sería empírico porque se justifica por la experiencia. El primer principio nos resulta endeble ya que, como dijimos más arriba, nada impide que de premisas verdaderas se saquen conclusiones falsas; podremos aceptar el segundo pero el tercero nos plantea dudas porque para asegurar que una inducción es exitosa se deberá referir a un número suficientemente grande de inducciones (cosa habitual en la MBE) que la validen, con lo que caemos en una suerte de validación mediante una *metainducción*.

Pero, al margen de estas consideraciones de tipo especulativo, lo que queremos decir es que la MBE está poniendo en acto algo del orden profesional e ideológico. Los profesionales de las ciencias de la salud, con su utilización acrítica, tratamos enfermedades y no enfermos, lo que nos aparta de una visión antropológica del complejo salud-enfermedad y de la complejidad biopsico-social de un ser humano.

No se trata de desconocer la utilidad de la experiencia en el camino del conocimiento. Se trata de hacer una suerte de hermenéutica de nuestro comportamiento profesional, para nada inocente. De lo que está hablando esta nueva teología es de la modificación de nuestros propósitos médicos. Y cuando hablamos de nueva teología nos estamos refiriendo al uso irreflexivo de la herramienta. Ya no se trata de aliviar y cuidar a nuestros pacientes, sino de administrar las técnicas y los medicamentos que una construcción, por lo menos cuestionable a la luz de lo antes dicho, la MBE, decide como mejores sin que nos interpelemos acerca de cuáles son sus fundamentos.

Como se apreciará la MBE presenta, según nuestra visión, aspectos científicos y profesionales que la comunidad médica debería tomar en cuenta. El ejercicio de la medicina nos enfrenta día a día con encrucijadas en las que nuestros saberes se tornan insuficientes con la consiguiente carga de frustración y de fracaso. La MBE es un elogiable esfuerzo para atenuar esa carga a condición de que el alivio de nuestra angustia no sea a costa de la transformación del acto médico en una operación instrumental. Discutible como razonamiento que pretende ir desde lo particular a lo general podremos encontrar su real valor "como salto teórico con el que el científico puede acceder mediante procesos intelectivos, a partir de datos de la experiencia, a teorías que las explican", al decir de Klimovsky (*Las desventuras del conocimiento científico*, 1994).

De lo que se trata, en síntesis, es recordar el verdadero sentido del término "médico" que viene del latin, *medere*, que significa cuidar. Así diremos que no a la MBE si su utilización se realiza, como frecuentemente vemos, carente del pensamiento crítico-reflexivo propio de la ciencia y usada como un dogma en el que no se contextualizan las condiciones en que se presenta el complejo salud-enfermedad humano.

Capítulo 5

El sujeto científico

Cientificidad de la ciencia

La ciencia (tomado del latín *scientia*, conocimiento, derivado de *scienstis* participio activo de *scire*, conocer) es una de las tantas creaciones que la humanidad ha generado en un intento (fallido) de superar su fragilidad esencial. Como ya vimos se le reconocen objetos, lenguajes y métodos particulares. En su devenir, se le adjudican (Reichenbach, 1930) dos momentos o contextos: el de descubrimiento y el de validación.

El primero presenta dificultades en la comprensión de su lógica, acerca de la cual intentaremos una cierta aproximación más adelante (véase *El circuito "virtuoso" de la ciencia*).

No obstante esto, diremos que en el contexto de "descubrimiento" se encuentran incluidas dos circunstancias, que nos llevan a pensar que bajo tal denominación se incluyen dos conceptos. En el acto de descubrir está presente la acción de "mostrar algo que está cubierto", es decir que está, que existe y está esperando nuestras acciones de eliminación de lo que lo cubre, en una suerte de desagregación. "Descubre" un químico, un matemático. Se "descubre" la idea de la vacunación al encontrar resistencia a ciertas enfermedades por parte de aquellos que han estado en contacto con el germen causal.

En el acto de "encontrar" estaríamos frente a algo del orden del hallazgo. "Encuentra" un biólogo, un bacteriólogo. Se "encontró" la penicilina (por un error de laboratorio).

Diferente ha sido la suerte corrida por el contexto de validación, destinado a legitimar la condición científica del conocimiento y para lo que aceptaremos como tal al que cumpla ciertas condiciones (Samaja).

En primer lugar tendremos la llamada *validación conceptual*. Como vimos en otros puntos de este libro, trabajamos con teoría, esto es con cuerpos doctrinarios constituidos por hipótesis aceptadas por la comunidad científica. Estas hipótesis para alcanzar ese *status* han debido pasar, previamente, por las pruebas empíricas de rigor. En esta etapa los investigadores identificarán los hechos, generarán las preguntas-problemas y sus respuestas correspondientes (hipótesis de trabajo), discutirán los supuestos teóricos en los que fundamentaran su abordajes, plantearán los propósitos que persiguen (bueno es recordar que son de tipo *profesional, los para qué* de toda investigación), los objetivos a cumplir y las condiciones contextuales (institucionales e históricas) de realización.

Las pruebas empíricas o de contrastación constituyen lo que se conoce como *validación empírica* y consistirá en decidir cuál será el objeto de la realidad concreta o virtual que se medirá. En la misma se propondrán y pondrán a prueba las herramientas adecuadas a tal fin. A tal fin construirán su objeto de interés, mediante la selección adecuada de las variables relevantes, destinadas a lograr la traducción empírica de su sistema conceptual. En este punto procederán a verificar la operacionabilidad de las variables a medir y la adecuación (validez y confiabilidad) de los instrumentos destinados a tal fin. Se planeará la estructura de los datos a recoger.

En tercer lugar, deberá intentarse llevar adelante lo que se conoce como *validación operativa*. Aquí de lo que se trata es de recolectar la información, primero mediante la "prueba piloto" realizada en un 10-20% de la muestra planeada y destinada a evaluar las herramientas diseñadas, volcarla en alguna forma de registro preparado a tal fin (tablas, gráficos, resúmenes) y, finalmente, realizar el tratamiento, análisis e interpretación de los resultados.

Los resultados de una investigación deberán ser presentados, la ciencia debe ser socializada y esta socialización exige ciertas estrategias retóricas que la faciliten. Esta es la etapa conocida como *validación expositiva*. Reconoce distintos momentos: informes parciales, en los cuales se ilustra acerca de los avances que se van realizando a lo largo del trabajo, hasta un informe final. Todos ellos destinados a quienes subsidian la investigación u otorgan la cobertura académica. Los mismos tienen por objetivo ser informativos acerca de la marcha, los cambios obligados y la utilidad heurística (tanto positiva como negativa) de la tarea, con la idea de que tal información servirá para enriquecer la propuesta teórica inicial. En el momento de la presentación del informe final, tenga ésta la forma de presentación como tesis o publicación en todo momento se deberá recordar la necesidad de la utilización de estrategias retóricas destinadas a validar discursivamente lo encontrado. Bueno es que se recuerde que los datos no hablan por sí mismos sino mediante una adecuada articulación argumentativa.

De todo lo dicho se evidencia que en las Ciencias de la salud, como en toda la ciencia, existe una permanente construcción, a lo largo de todo el proceso generador de conocimiento, en la que el investigador está obligado a jugar un rol activo de reflexión, planificación, ejecución y vigilancia sostenida para lograr un accionar científico eficaz.

El sujeto científico: su formación

La docencia (derivado del latín *dòcere*, enseñar) es aquella actividad, de un fuerte contenido ético, en la cual podríamos suponer que alguien *que sabe* le enseña algo a *alguien que no sabe*. Y aquí comienzan nuestras preguntas: ¿quién sabe?, ¿qué sabe?, ¿cómo sabe?, ¿para qué sabe?, ¿por qué sabe? Nuestra posición al respecto es que en esa particular actividad se establece una relación dialéctica entre el que enseña y el que aprende, con una síntesis superadora: el conocimiento.

Éste, el conocimiento, es el punto en el cual ambas creaciones humanas se encuentran. Una, la ciencia, buscándolo y validándolo; otra, la docencia, haciendo que otro también sea capaz de realizar esas acciones.

Ahora bien: ¿es cierto que alguien que sabe se presenta frente a alguien que no sabe y le transmite el conocimiento?. Nuestra respuesta es negativa. Pasaremos a justificarlo.

Porque entendemos que en esa transmisión sólo se brinda información. Nadie dudaría de que dotando a un ordenador (el más completo que seamos capaces de imaginar) con toda la información disponible sobre un tema y poniendo a un alumno a aprehender todo eso a su disposición, llegaríamos irremediablemente al fracaso en nuestro intento en formar a un experto en ese tema. ¿Por qué, si toda la información que necesitamos está presente?. Porque aquel que conoce toda la información solamente posee los aspectos semánticos pero no la sintaxis.

Hay un aspecto en el pensamiento humano, en su forma de elaboración, que exige mucho más que técnicas, mucho más que lenguajes, mucho más que la más completa descripción de los atributos de nuestro objeto, en donde la sumatoria no alcanzará sino que será decisiva la *articulación que se haga de ellos*, confirmando como siempre que el todo es más que la suma de las partes.

¿Qué será entonces *formar* un científico? ¿Cómo será *hacer docencia* con alguien que aspire a practicar esa disciplina llamada ciencia?.

Un científico puede entregarle a su discípulo objeto, método y lenguaje propios de su disciplina y, sin embargo, no logrará hacer de él otro científico, entendiendo por esto a un individuo capaz de un pensamiento crítico, quizás original. Podrá ser un correcto artesano, jamás un artista creativo. Podrá hasta alcanzar jerarquías importantes en las estructuras burocráticas rectoras de la ciencia. En fin, podrá llegar a ser un útil (y necesario) gerente de la actividad institucional. Pero de lo que aquí intentamos hablar es de las condiciones que, a nuestro humilde entender, favorecerían la transformación de un discípulo en un par.

En la cadena cultural que es la historia humana existe un gradiente imaginario según el cual los mayores entregarían a sus sucesores todo el acerbo que portan para que lo mejoren. Este movimiento lleva al imperativo ético según el cual los discípulos deberán superar a sus maestros.

Antes decíamos que no era suficiente entregar objeto, métodos y lenguaje para hacer de nuestros discípulos nuestros pares. Hará falta entregarles para su elaboración, cuestionamiento y mejora una gramática, una herramienta para el pensamiento en la que se sumen semántica y sintaxis.

Si entendemos que el conocimiento es el producto de la ciencia, ¿cómo se construye el conocimiento científico? ¿Cómo se construye ese todo mayor que la suma de sus partes? ¿Cuáles son esas partes? ¿Y cuáles son las condiciones de posibilidad de la producción de ese conocimiento? ¿Cómo se establece, en definitiva, si es que es posible, el proceso de enseñanza-aprendizaje de la ciencia?.

Habrá que pensar, necesariamente, en aquellos sujetos del lenguaje que intervienen en dicha producción y en este punto deberemos tomar en cuenta la importancia del encuentro entre ambos intervinientes.

Centrados en el que aprende deberemos considerar desde los aspectos cognitivos, la necesidad de una lógica de pensamiento que posibilite la *conceptualización*; esto es: un pensamiento abstracto, característico de la lógica formal, que pueda contemplar las relaciones de inclusión en categorías universales y capaz de un movimiento virtual de reversibilidad. Este modo de pensar la realidad podrá ser de utilidad en el proceso de construcción del conocimiento cuando exista en el sujeto-alumno una disposición de la libido (sus aspectos emocionales) que posibilite la sublimación de la pulsión sexual con el impulso epistemofílico hacia la "pulsión de saber" (*Wisstrieb*). Ambos aspectos, el cognitivo y el libidinal, propician el campo fértil para la intervención de aquel que apuesta a la formación de un par para que sea capaz de germinar y producir conocimiento.

Será el abono no sólo la transmisión de aquellos contenidos que el devenir histórico ha dejado sobre determinada disciplina sino, fundamentalmente, la posibilidad de generar un espacio virtual de pensamiento en su interlocutor a través de un ejercicio mayéutico con el permanente planteo de interrogantes.

Estas condiciones de posibilidad del conocimiento en ambos intervinientes podrían permitir una reconstrucción conjetural de la realidad, en tanto y en cuanto se dé otro factor que consideramos decisivo: el fenómeno de la transferencia, emergente del encuentro del alumno con su maestro.

Un modelo pedagógico

Entendemos que en la situación dialéctica-pedagógica se dará esa instancia superadora que es la transferencia, como eje del vínculo que se establece con un semejante en una particular situación (la construcción del conocimiento) y que pone en juego una dinámica inconsciente por parte de cada uno de los participantes de la díada que hemos dado en llamar aprendizaje transferencial.

Una situación de aprendizaje puede esquematizarse como en la figura que, modificada por nosotros, Alonso, Gallego y Honey muestran en su trabajo *Los estilos de aprendizajes* (Fig. 1).

Alberto Carli y Beatriz Kennel

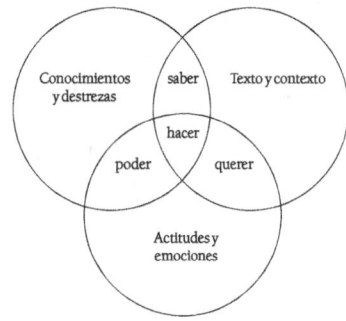

(Fig. 1)

Esta figura muestra cómo alguien, puesto en una situación de aprendizaje, pondrá en juego un estilo propio y particular de enfrentar la problemática. Así, articulará sus "conocimientos y destrezas" con los "textos y contextos" de su singularidad, para producir un "*saber*" y relacionarlos con las "actitudes y emociones" que motiven un "*querer*". La resultante de combinar "actitudes y emociones" con "conocimientos y destrezas" será la característica de posibilidad : "*poder*". El resultado final, a modo de una suma algebraica de los tres componentes, será un "*hacer*". Dicho de otra manera: para hacer, hay que querer, saber y poder.

En esta articulación entre saber, poder y querer las estrategias pedagógicas predominantes ponen su acento en los dos primeros aspectos puesto que el tema del "querer" nos obliga a penetrar en un territorio en el que se entrecruzan circunstancias históricas personales, dando lugar (esto es *permitiendo*) a que se instalen las emociones y actitudes adecuadas para poder "hacer" en donde cómo estimular el "querer hacer" es un tema que desafía nuestra creatividad como docentes.

Nuestra propuesta pedagógica sostiene que en compañía (y utilizamos este término intencionadamente) del profesor, el alumno se pone en contacto con un *real* , con el que establece una relación mediada por un discurso simbólico (el de la cultura). En todo este proceso hay siempre un otro (profesor, alumnos) con los que se instala un juego especular (*imaginario*) en el que se arriesga el narcisismo, en su dualidad amor-odio y su consecuente monto de angustia.

Planteamos entonces el abordaje de la subjetividad a partir de los tres registros mencionados (simbólico, real e imaginario). Y también denunciamos cómo, tradicionalmente, se han privilegiado los dos primeros sin tener en cuenta el enorme peso del tercero.

En consecuencia, intentamos explicar con la figura 2 la propuesta que nos surge para tratar de entender una situación de aprendizaje anudada en los tres registros y en relación con el estilo propio de cada alumno.

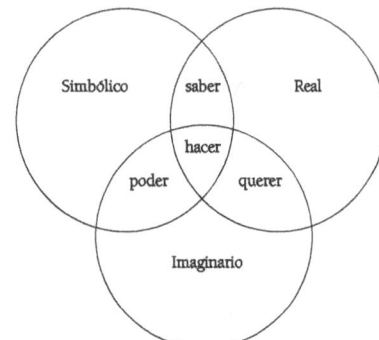

(Fig. 2)

Nuestra idea es que la combinación del "real" con el "simbólico" permitiría algo del orden del "saber", éste con el imaginario algo del orden del "poder" y este último con el "real" algo del orden del "querer". La interacción de los tres registros, en una armónica combinatoria, permitiría el "hacer", entendiéndolo como algo del orden de los hechos, de lo concreto.

Una teoría del conocimiento que ponga su acento en el registro imaginario deberá, necesariamente, implementar estrategias de enseñanza que posibiliten la transmisión de elementos indispensables a ser considerados en el encuentro con el otro, donde se dará una construcción del conocimiento articulada por la transferencia.

Alberto Carli y Beatriz Kennel

Alguien podría preguntar acerca de lo que ocurriría con un individuo que, en soledad, y de esto existen numerosos ejemplos históricos, se planteara preguntas cuestionadoras de los paradigmas de su tiempo. Es que a tal individuo, ¿le sería imposible acceder al conocimiento científico? La experiencia indica que no. Pero, entonces, ¿cómo es la dinámica de la transferencia? Pensamos que se da en el inconsciente de tal solitario trabajador de la ciencia, estableciéndose la misma con los autores leídos (y admirados) en los *papers*, en los libros, en un Otro primordial siempre presente como ideal del yo o yo ideal. Por otro lado esta situación de aislamiento, de lejos exageradamente teórica, no es pensable habida cuenta de que la ciencia es una producción social, lo mismo que la formación de los investigadores.

No nos parece superfluo recordar que este tema está acotado a la relación entre ciencia y docencia. Y es en estos límites que creemos que la relación se establece en los términos que hemos expuesto y que consideramos una invitación a la reflexión por parte de aquellos responsables de la formación de los jóvenes científicos.

El circuito "virtuoso" de la ciencia

Cuando nos preguntamos acerca de cuáles son los mecanismos que se ponen en juego en la mente de un científico, nos veremos obligados a entrar en el terreno de las denominadas *inferencias*.

Las inferencias son construcciones lógicas que mediante el uso de reglas, aplicadas a una o varias premisas- base de razonamiento, permiten llegar a una conclusión.

Cuando un investigador se enfrenta a un hecho nuevo en su experiencia, procede de la misma manera que un hombre común enfrentado a un problema de la vida cotidiana que está fuera de su conocimiento.

¿Cómo reacciona un individuo en la vida cotidiana, cuando le aparece una dificultad para la que no está preparado? Intenta averiguar a qué se parece. Esto es que trata de buscar, en otros campos de su experiencia de vida, situaciones que de manera analógica puedan serle de utilidad. Cualquier individuo al que se le detuvo el automóvil, levanta el capó y, si encuentra un cable suelto mirará el extremo y tratará de encontrar el encaje correspondiente. En su batería de conocimientos sabe cómo se introduce el enchufe de un cable en la toma eléctrica correspondiente.

Un científico, en la bellísima expresión de Juan Samaja, recurrirá a su cantera de metáforas de las que extraerá las respuestas que su propio arsenal teórico de pertenencia no le ofrece. ¿Qué es lo que ese científico está haciendo?. *Creando una hipótesis que extrae de otros campos de la cultura.* Tan cierta es esta conducta que, casi como una regla, cuando contactemos con investigadores brillantes deberemos preparanos para conocer a individuos con otros intereses en el mundo de la cultura. Es el mundo de la cultura con el arte y la filosofía el que le ofrece al hombre de ciencia las soluciones que su disciplina no satisface. Esta manera de generar hipótesis se denomina *abducción*.

Es evidente que un problema desconocido ofrece posibilidades de generar un infinito número de hipótesis y, sin embargo, por un mecanismo que se nos escapa, se enuncian cuatro o cinco y, en general, muy cercanas a las que se mostrarán como útiles.

Para ilustrar la manera en que funciona la abducción utilizaremos un ejemplo clásico de Peirce.

Nos encontramos con una bolsita y, junto a ella, también sobre una mesa, un puñado de porotos blancos. Tendemos a pensar que los porotos que están dentro de la bolsita son también blancos. El *resultado* lo tenemos frente a nosotros (los porotos blancos sobre la mesa), fraguamos por hipótesis una *ley* que diga que dentro de la bolsita hay porotos blancos (es una respuesta tentativa que nos sirve a los fines de abducción porque ¿qué nos asegura, por ejemplo, que no haya piedras?) Y, con la aceptación de esa ley, podemos considerar ese resultado como un *caso* de dicha ley.

RESULTADO + REGLA ⟶ CASO (ABDUCCIÓN)

Es interesante recordar que *abduction*, en inglés, significa robo, rapto. Si tenemos un resultado curioso, en un marco de fenómenos aún no estudiados, la única salida que nos queda es ir a "raptar" una ley a otro ámbito.

Es interesante recordar que para Charles Peirce la abducción es la manera con la que se han realizado la mayoría de los descubrimientos "revolucionarios" de la ciencia. Siguiendo a Reichenbach, a quien mencionamos en otro capítulo, se encuentra dentro del llamado *contexto de descubrimiento.*

En 1938 Reichenbach estableció una distinción entre lo que llamó contexto de descubrimiento y contexto de justificación. Ubicaba a este último en relación con lo epistemológico y al primero con el campo de la psicología, la sociología y la historia. Hacia la década del '50 surgió una nueva necesidad de reivindicar el contexto de descubrimiento como una cuestión epistemológica otorgándole un lugar de importancia al tema de la creatividad en un intento de pensar una lógica del descubrimiento.

Existen distintos posicionamientos con los cuales acercarnos al tema.

a) Un posicionamiento *metodológico-algorítmico* sostenido por la propuesta de Herbert Simon (1916-2001) que plantea una reconstrucción del descubrimiento donde el cambio conceptual no es importante, sino que el acento está puesto en los procesos de decisión en un medio donde para la resolución de problemas se actúa en una racionalidad limitada.

b) La posición *clásica* que continúa la tesis de Popper pero realiza, en cambio, una distinción neta entre ambos y plantea una racionalidad ligada con el contexto de justificación.

c) En cuanto a la posición *racional* ésta pretende identificar también la racionalidad con el contexto de descubrimiento, ampliando el concepto de realidad tradicional y los conceptos de inferencia y lógica.

d) La posición *sociologista* rechaza en cambio la distinción entre los dos contextos y no privilegia al contexto de justificación ni se apoya en el concepto de racionalidad. Plantea una racionalidad que se desenvuelve según el contexto del cual se trate, perdiendo su carácter universal.

Actualmente el tema de la distinción entre los dos contextos, el de descubrimiento y el de justificación, está en crisis. Una crisis que se ve agravada por la necesidad pragmática de establecer pautas en lo que respecta a la naturaleza de la creatividad y su incidencia en la generación de conocimientos.

En razón de la crítica de Wittgenstein a la concepción semántica del significado y de la verdad, de la crítica nietzchiana a la modernidad, de la crítica a los ahistoricismos de la teoría de Kuhn, así como de la epistemología francesa y de los hermenéuticos en general, a la fecha existen varias propuestas de ampliación de los contextos más que de una división de los mismos.

Al margen de la posición que se asuma, pensar el proceso de la producción del conocimiento en términos de momentos dinámicos integradores nos ayuda a comprender los mecanismos mentales involucrados. Así, las inferencias de la analogía y la abducción que se ponen en juego en el contexto de descubrimiento y las de deducción e inducción en el de justificación pueden verse en algunos ejemplos.

Piaget contaba, en un artículo escrito en colaboración con nuestro compatriota Rolando García, que un niño a los 9 o 10 meses ya puede intentar insertar un cubo más pequeño en uno más grande. Pero previamente habrá hecho la experiencia de ponérselo (al más pequeño) en la boca.

¿Cómo entender lo hecho por el niño?. Primero tuvo un resultado (el tamaño del cubo), para poder articular ese primer conocimiento con su propia experiencia lo puso en su boca, con esto logró un modelo (esto dicho en términos analógicos hegelianos, perfectamente asimilables a la abducción peirciana que nos ocupa y en la que hablamos de regla) para, así, lograr el consenso (asimilable al caso) que le permitió establecer la analogía entre su propia boca y la "boca" del cubo mayor.

De todas maneras y pese a la indudable utilidad de este mecanismo utilizado en la formación de conocimiento no podemos dejar de decir que extrapolar ideas a partir de lo que conocemos para explicar lo que no conocemos puede ser, en ocasiones, fuente de error.

Cuando decimos que "la familia es la célula de la sociedad" estamos aplicando un conocimiento biológico actual, según la cual la célula es la unidad mínima constitutiva de los seres vivos. No hace falta agregar más acerca de la influencia que, por extrapolación, tendrá entender ese resultado (la familia) al que relacionamos con un modelo o regla aceptados (ser unidad constitutiva) en la comprensión de los casos que se nos presenten en la realidad.

Otro ejemplo: En la década del '80 se encontraron los primeros casos de hombres jóvenes homosexuales con neumonías producidas por *Pneumocystis carinii* o con un proceso hasta ese momento poco común como el sarcoma de Kaposi. Posteriormente fueron registradas otras infecciones por virus herpes simple, encefalitis por Toxoplasma, meningitis criptocóccica y linfoma del sistema nervioso central. Todo esto con un deterioro de la función de los linfocitos T. Los *Centers for Disease Control* desarrollaron criterios para la vigilancia de infecciones causadas por virus, parásitos, hongos y bacterias. La actitud de los investigadores fue *abducir* que era un cuadro causado por alguno de esas noxas externas. Estaban frente a un *resultado* que no conocían (un síndrome de inmunodeficiencia sin origen identificado), pensaron una *regla* que justificara (la búsqueda del agente etiológico) el *caso* clínico En 1983 el Instituto Pasteur de Francia identificó un virus como agente etiológico. A partir de ese momento era posible *deducir* que la presencia del agente etiológico, el virus HIV (la *Regla*), determinará la producción en un paciente (el *caso*) de la enfermedad (el *resultado*).

Otra situación sería aquella en la que tuviéramos una bolsita con porotos blancos comprados en un comercio en donde sólo venden de ese tipo (esa sería la *ley*) procederíamos a extraer a ciegas un puñado de ellos y podremos predecir que los porotos extraídos serán blancos (producción de un *caso*). Se deduce de una ley, mediante un caso, un *resultado*. *Se va de lo general a lo particular, esto es: se realiza una deducción.*

REGLA + CASO ⎯⎯⎯⎯→ RESULTADO
(DEDUCCIÓN)

El Racionalismo, corriente filosófica iniciada por René Descartes (*Cogito ergo sum*, traducida como "pienso luego existo" aunque preferimos el más correcto "pienso luego soy" porque esta manera de traducir pone especial énfasis en la dimensión del *Ser* del hombre, mientras que en la primera se pone el acento en la condición de ente) fundamenta de esta manera su aproximación al conocimiento. Sin embargo, nada garantiza que no aparezca en algún momento un poroto negro y esta sola idea cuestiona la consistencia del pensar deductivo.

Bertrand Russell se asombraba de las seguridades con que vivimos los humanos. Estamos tan acostumbrados a que determinados hechos ocurran que no se nos pasa por la mente la posibilidad de que, en algún momento, los hechos no ocurran como de común ocurren. En otro capítulo citamos a Russell y su pavo que acostumbrado a recibir su comida a la misma hora hasta que, en Navidad, se acercó a recibir su comida pero se transformó él mismo en comida navideña.

Este ejemplo nos sirve para entender por qué las proposiciones generales que constituyen los marcos doctrinarios o teóricos siguen teniendo la condición de *hipótesis*, es decir que no pierden su condición de conjeturales cualquiera sea su potencia heurística, su utilidad para entender los problemas de la realidad, siempre son provisorias y pasibles de ser reemplazadas por otras que se muestren como más fértiles.

Para ilustrar lo dicho ahora supongamos que tenemos una bolsita y no sabemos qué contiene, metemos la mano y extraemos un puñado de porotos blancos (*resultado*). Repitiendo varias veces el procedimiento siempre constatamos la existencia de porotos blancos con lo que, a partir de una serie de resultados, inferimos que se trata de *casos* de una misma *ley*. *Se va de lo particular a lo general, esto es: se realiza un inducción.*

RESULTADO + CASO ⟶ REGLA (INDUCCIÓN)

De todas maneras sepamos que no todos los razonamiento inductivos van de lo particular a lo general, no se trata solamente de que se recoja información y a partir de ella se generalice el resultado sino que a partir de premisas entregan más información de la que estaba incluida en las premisas, lo que no es lógicamente válido y *a esto se lo ha denominado el* problema de la inducción.

El empirismo, uno de cuyos mayores exponentes fue David Hume, sostenía que sólo mediante la experiencia se podía acceder al conocimiento. Para justificar tal pensamiento era necesario confiar en la regularidad de la naturaleza. Pero, ¿cuál es el número de pruebas que debemos hacer para considerar un resultado aceptable? ¿Mil?, ¿cien? , ¿y por qué no, tres?. Como vemos, estas preguntas hacen tambalear el edificio inductivista.

Repasemos:

En la *inducción* tenemos el *resultado* y el *caso* y nuestra tarea será buscar la *regla* (ley).

En la *deducción* tenemos la *regla* (ley) y el *caso* y buscaremos el *resultado*.

En *la abducción* tenemos un *resultado* que no entendemos, porque no hay conocimiento que lo explique, entonces inventamos una *regla (ley)* y así conseguimos el *caso* que nos explica el *resultado*.

En palabras de Juan Samaja: *la abducción genera hipótesis, la deducción las usa y la inducción las pone a prueba*. Peirce relacionaba la abducción con la creatividad; para él la deducción era útil para extraer conclusiones y la inducción para realizar confirmaciones. Esto es que, cuando nos enfrentamos a problemas sin un correlato teórico que lo abarque, tenemos que crear algo que lo justifique (una ley, una teoría), *abducimos* y, si es útil, la usamos para entender los problemas (que ya pasaron a ser parte de ese correlato teórico creado), *deducimos* y, en la práctica profesional de todos los días, en el uno a uno, aceptamos que ese caso que está frente a nosotros está justificado, explicado, entendido, dentro de ese marco teórico que lo abarca, *inducimos*.

En la práctica cotidiana los médicos se encuentran frente a cuadros clínicos característicos (*resultados*) en pacientes (*casos*) a los que estudiará para confirmar el diagnóstico (*regla*). Están siempre en el camino de la inducción, poniendo a prueba lo que se acepta sobre el tema hasta que se encuentren frente a un resultado en un caso que no responda a la regla (la ley universal que lo justifica) con lo que deberá volverse a empezar en eso que podríamos llamar el círculo virtuoso de la ciencia.

Alberto Carli y Beatriz Kennel

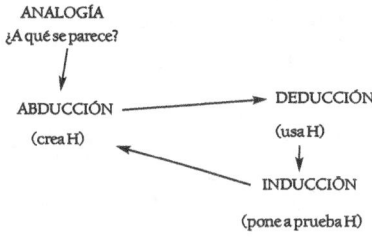

CIRCUITO VIRTUOSO DE LA CIENCIA
(Sistema de inferencias)

CONTEXTO DE DESCUBRIMIENTO   CONTEXTO DE VALIDACIÓN

Las condiciones históricas

Como intentamos mostrar en los capítulos precedentes la ciencia es una actividad propia de la cultura y, como tal, sometida a las condiciones que la posibilidad histórica determine. "Hacer" ciencia es una actividad que se da en un tiempo y en lugar determinado.

Si la definición de nuestro interés cognitivo indica que nuestro objeto de estudio es el complejo de salud y enfermedad humanos y aceptamos que en el mismo se encuentran condiciones que lo hacen universal, también son ciertas las particularidades propias de nuestro país y nuestra región.

Asimismo deberemos recordar lo que significa hacer carrera científica, el discurso hegemónico, la problemática de nuestro hacer cotidiano, el comportamiento de nuestra comunidad científica de referencia, las condiciones de trabajo en nuestros institutos y universidades, las decisiones estratégicas que las autoridades de aplicación toman, etcétera.

El llamado Informe Lalonde (por Marc Lalonde, ministro de salud en Canadá) en 1974 concluía que en las condiciones en que se encontraba organizado el sistema sanitario sólo el 10% de las mejoras se debía al sistema de salud pública, el 50% a las condiciones de vida, el 20% a las condiciones genéticas, y el 20% restante al medio ambiente. Con esto queda claro que el problema de la salud y la enfermedad es un problema demasiado serio para ser sólo tratado por los profesionales de las ciencias médicas.

Sin duda alguna la salud es uno de esos fenómenos complejos cuyo tratamiento científico requiere de la construcción de imágenes cognoscitivas también complejas, abordajes multilaterales e integrados, "conocimientos recombinantes". Hablando en términos de interdisciplinaridad, la que se requiere es del orden de lo sistémico. Es preciso estudiar todos los enfoques que van desde el enfoque de la distribución geográfica de la salud a la ampliación de la medicina a los modos alternativos bajo la denominación de medicina natural, tradicional, homeopática, etc; los enfoques de género y su relación con la salud, el enfoque de la psicología de la salud que insiste en tener en cuenta el factor subjetivo en la atención de salud, hasta los enfoques que provienen de los cuestionamientos éticos axiológicos, que se refieren a la introducción del sujeto en medicina y la necesidad de participación del individuo en la toma de decisiones médicas, incluyendo la participación social en salud.

La cuestión no es hacer del complejo salud enfermedad un problema social sino tener una visión social del mismo redimensionando el aspecto científico-tecnológico.

Las tradiciones aristotélica y galileana

Estos son los dos planteamientos, presentes a lo largo de la historia, en disputa acerca de las condiciones que ha de satisfacer un conocimiento que aspire a la condición de científico.

La tradición aristotélica se remonta a Aristóteles pero la galileana es más antigua que el propio Galileo y ya encontramos sus antecedentes en la Grecia del siglo v a. C., con Platón y Pitágoras.

Aristóteles exigía explicaciones teleológicas o finalistas, alguna orientación acerca del sentido, de los fines con que los hechos ocurrían.

La tradición galileana se fue produciendo de manera lenta, impulsada por los vientos de la historia. No fue producto de un pensador determinado, en ella se encuentran las huellas de Grosseteste (1168-1253), Bacon (1214-1292), Scotto (1265-1308) y Guillermo de Occam (1280-1349).

Piénsese que en el siglo XIII comenzaron las señales de un *capitalismo incipiente*, con las ciudades italianas comerciando con Oriente, iniciando la acumulación del capital y fortaleciendo a *la más revolucionaria de las clases*

(Marx), la burguesía. Una burguesía que vino a tomar el poder y a apropiarse y controlar la naturaleza. Fortalecida por la fe cristiana pensaba un Universo con un Creador que lo escribía *con lenguaje matemático*. Apareció el *recurso a la abstracción*, trabajando con conceptos ideales expresados en las hipótesis, que contrastaba con las *pruebas experimentales* de la empiria.

Lo que Kant (*Crítica de la razón pura* - 1781) llamaba *la revolución copernicana* en la ciencia consistió en que, a partir de Galileo "las cosas giran en torno del entendimiento" mientras que previamente lo hacía a la inversa, "el entendimiento giraba alrededor de las cosas". Recordemos el experimento de la torre, en el cual sus oponentes le cuestionaban a Galileo que si se arrojaba un objeto desde una torre, éste debería caer alejado del pie de la misma ya que la tierra seguiría en movimiento. Galileo, fascinado por las ideas de Copérnico y el movimiento de la tierra y el sistema planetario, propuso un experimento mental en el que afirmaba que si la tierra se movía todo lo que está en ella también lo hacía y por lo tanto se tornaba imperceptible.

Esta es, en síntesis, la confrontación permanente mantenida a lo largo de la historia en la cual ubicaremos, por un lado, la explicación teleológica y por el otro, la mecanicista-causal con sus correspondientes herederos de nuestro tiempo *la comprensión y la explicación*.

Los siglos XVI, XVII y XVIII estuvieron fuertemente marcados por los cambios que se produjeron en la física y la química. Pero el fin del XVIII asistió a un fenómeno que cambió de manera contundente la cosmovisión del hombre europeo: la Revolución Francesa (1789). Hasta ese momento todo lo social discurría a semejanza del cosmos. Naturaleza y cultura tenían comportamientos parecidos. Los cambios que dramáticamente ocurrieron en la sociedad, la economía, las familias, los países exigieron la aparición de las ciencias sociales y humanas. Y así fue que, de nuevo, ambas tradiciones se vieron enfrentadas.

El *positivismo* de Stuart Mill (1806-1873) y Comte (1798-1857) pretendió aplicar el monismo metodológico, esto es que todo objeto debía ser abordado con el mismo método, tomando como modelo la físico-matemática. Asimismo se aceptaba la explicación mecanicista-causal con la producción de leyes generales en las que era posible subsumir los casos y hechos individuales estudiados. El control y dominio de la naturaleza se constituye en el fin último (*voir pour prévoir pour pouvoir*, dice Comte, "ver para prever para prevenir").

El enfrentamiento con esta posición no tardó en aparecer en el territorio de las ciencias del espíritu, resistentes a aceptar la reducción de la razón al mero comportamiento instrumental en un territorio del conocimiento en el cual era (y es) necesario y obligatorio considerar las particularidades de sus objetos de estudio.

A fines del siglo XIX Émile Durkheim (1857-1917) (*Las reglas del método sociológico*) y Max Weber (1864-1920) fueron las expresiones paradigmáticas de las tradiciones galileana (positivista) y aristotélica (comprensiva).

Así llegamos al siglo XX y, entre las dos guerras mundiales, ocurrió el resurgimiento de la lógica que se vinculó con el positivismo y así se desarrolló el *neopositivismo* en el Círculo de Viena, el cual afirmaba como científico todo conocimiento sometido a la lógica y a la verificación científica.

La exigencia de la "verificación empírica" puso en crisis todo el andamiaje de la ciencia ya que la mayoría de sus enunciados no son verificables empíricamente. La controversia positivismo-antipositivismo se reactivó, reinstalándose la problemática del "dilema de Hume". El intento de fundamentar la ciencia mediante el camino de la inducción, esto es mediante la acumulación de informes parciales para generar leyes generales, conducía a una construcción ilógica de la ciencia.

Así un positivista crítico del Círculo de Viena, Karl Popper (1902-1994) propuso que la ciencia es un saber conjetural, *deductivo*, que no trata de comprobar la validez de sus hipótesis sino su *potencial falsación*, lo que permite corregir el error y aumentar el conocimiento.

La falsación es un proceso lógico deductivo que consiste en el uso del silogismo *Modus tollens* que se basa en la falsedad del consecuente.

Sea H entonces e; no-e entonces H es falso.

Premisa 1: El Fármaco X reduce la mortalidad

Premisa 2: El Fármaco X aumentó la mortalidad

Conclusión: El Fármaco X no es útil.

La tarea de los científicos no consiste en comprobar la certeza de sus hipótesis sino que trata de mostrar lo equivocado de las mismas, lo que concluye que las mejores hipótesis resultan ser aquellas que demuestran mayor resistencia a esos intentos. La idea era proponer hipótesis con un gran contenido empírico como para permitir sucesivas contrastaciones las que, a medida que las superaban, se mostraban como más consistentes pero sin alcanzar nunca la verificación, esto es su valor de verdad. Popper decía que éste es el método de la ciencia, *de todas las ciencias, inclusive las sociales y humanas*, proponiendo un monismo metodológico, en la línea de la tradición galileana.

En Frankfurt, como dijimos en otro capítulo, se había fundado una escuela filosófica que, siguiendo una línea hegeliana-marxista le incorporaba elementos originados en el psicoanálisis freudiano. Este grupo con Adorno (1903-1969), Fromm (1900-1980) y Marcuse (1898-1979) entre otros desarrollaron *la teoría crítica* en la que plantearon que el positivismo no percibía que lo que veía o percibía de la realidad estaba mediado por las condiciones establecidas por la sociedad burguesa-capitalista. *Lo que es no es todo,* decía Adorno. Al estar condicionada por los factores socioeconómicos se privilegia una dimensión de la razón: la instrumental, para buscar los medios con que alcanzar objetivos.

No es posible, entonces, dividir las acciones de la ciencia en los contextos de descubrimiento y de validación, mencionados antes. Se descubre lo que se debe descubrir de acuerdo con el contexto y esto condiciona las estrategias con las que se validará lo encontrado. Si la herramienta con la que contamos es un martillo, piensan, la solución a todos los problemas será golpear.

También sostenían un monismo metodológico pero, a diferencia de Popper, no el de las ciencias físico-naturales. El elemento fundamental era la crítica, la *razón crítica*. La lectura de los hechos particulares debía hacerse dentro de la totalidad social para suprimir la injusticia social, que era el objetivo de la Escuela de Frankfurt.

Desde la década de los cuarenta la corriente positivista trató de extender su normativa a las ciencias sociales, en especial la historia. El más destacado de sus pensadores fue Carl Hempel (1905-1997) que en su esfuerzo por sostener el monismo metodológico afirma que una ley científica es una implicación universal (todos los A son B) o bien enuncian una correlación. Frente a esta posición se opuso la idea de que en las explicaciones históricas no existen leyes generales.

Fue un filósofo finlandés, von Wright (1916-2003) el que revitalizó la explicación teleológica propia de las ciencias humanas. El sistema propuesto es el silogismo práctico que consiste en proponer una premisa mayor en la que se menciona la meta propuesta, una premisa menor que refiere algún acto conducente a su logro y finalmente la conclusión consiste en el empleo de este medio para alcanzar el fin en cuestión.

Alfred Schütz (1899-1959) fue el introductor de la fenomenología en las ciencias sociales y así planteó que los hechos sociales están fuertemente condicionados por su significatividad de manera tal que las construcciones que los científicos realizan son siempre secundarias a las que ya han hecho los actores sociales.

A fines de la década de los sesenta, la segunda generación de la Escuela de Frankfurt en continuidad con el pensamiento kantiano de relación entre razón teórica y razón práctica sugiere, con Habermas (1929-) que el conocimiento siempre se enlaza con el *interés*. Asi las ciencias naturales sustentan su accionar en el interés en controlar y dominar a la naturaleza, mientras que las sociales se justifican en la búsqueda de una buena comunicación entre los dialogantes sociales (ciencias histórico-hermenéuticas) y en el interés emancipativo. De estos intereses surgirán las estrategias lógico-metodológicas, en las que juega un importante papel el lenguaje y su condición de intersubjetivo en contraposición a la idea de la existencia de un lenguaje objetivo y universal sostenido por los positivistas.

Llegados a este punto, como comprenderá el lector, es imprescindible alcanzar la comprensión de los objetivos que persiguen las ciencias naturales, por un lado, y las sociales y humanas, por otro. Aquellas tratando de encontrar las relaciones causales que las justifican y éstas tratando de comprender los fines y motivos implícitos en los fenómenos en estudio.

Este punto no estaría completo si no dedicáramos unas breves líneas a tres pensadores: Lakatos, Khun y Feyerabend, que entrañan tres posiciones epistemológicas diferentes, ninguna de ellas concluyente.

Imre Lakatos (1922-1974) fue discípulo de Popper, no encontrando que el proceso de falsación fuera tan simple como lo presentaba su maestro. Para Lakatos, y sus *Programas de investigación* (1965), el edificio de la ciencia es más complejo y no encuentra que los científicos realicen su trabajo buscando las fallas de sus hipótesis, más bien las defienden constituyendo los cuerpos doctrinarios con lo que llama un *núcleo central* al que rodea, para su protección, con hipótesis auxiliares que son las que se modifican en el proceso de investigación.

En 1962 Thomas Kuhn había publicado *La estructura de las revoluciones científicas*. En este libro el autor planteaba que la ciencia se comportaba con una alternancia de períodos que denominaba de "ciencia normal", durante el cual se trabajaba a la luz de un paradigma hegemónico, con otros de "revolución científica" producida cuando ese paradigma perdía vigencia.

Una posición extrema presentó Paul Feyerabend (1924-1994) con su *anarquismo epistemológico* desarrollado en su libro *Contra el método* (1975) en el que niega la existencia de un método en la investigación científica, atacando las debilidades del falsacionismo popperiano y del inductivismo positivista.

Desde la década de los ochenta hasta estos tiempos se ha puesto el énfasis en el concepto de *complejidad*, entendiendo por tal una visión transversal de la realidad a la que recorre en sus diferentes niveles y al que nos hemos referido en el capítulo 3 entendiendo que esta manera de pensar serviría a los profesionales de las ciencias de la salud para realizar abordajes sistémicos más abarcativos de las realidades que abordan.

Como una síntesis de lo hasta aquí dicho diremos que se mantiene el enfrentamiento entre las corrientes aristotélicas y galileanas y que ambas mantienen su utilidad *según nuestro nivel de abordaje*. Como dijimos en otra parte de este libro dependerá de los aspectos ontológicos, epistemológicos y metodológicos que tomemos en cuenta. Si nuestro interés reside en conocer los aspectos físico-químicos de una enfermedad la postura galileana tendrá sus ventajas. Si la enfermedad la consideramos en el marco de la vida de los pacientes será conveniente una visión teleológico-comprensiva.

Las condiciones éticas

Atravesado por la condición histórica el sujeto que investiga es heredero de ese devenir pero será, en su condición de sujeto particular único e irrepetible, quien deberá poner en acto los caminos para la producción de nuevos conocimientos. La llamada "cientificidad" responderá no solo al recorrido que a lo largo de la historia de la humanidad ha realizado el conocimiento, llegando a determinar las condiciones de posibilidad estructurales necesarias para los distintos momentos de la validación científica, sino además será el producto de la subjetividad que el científico, en su ontogénesis, haya construido para su andamiaje psíquico, por un lado cognitivo estructural y, por el otro como respuesta a la vigencia interna de una ley ordenadora, en la que ciencia y ética forman un par indisoluble.

Así, y tal como lo venimos desarrollando, cuando planteamos la producción de conocimientos en las ciencias de la salud, uno de los aspectos esenciales será no sólo la adecuada construcción de nuestro objeto de estudio en la que, tal como dijimos, deberán tomarse en cuenta objetivos claros, hipótesis de trabajo posibles de ser puestas a prueba y una teoría con fortaleza heurística, sino además, y como sostén de todo el proceso de investigación, la toma de conciencia sobre la responsabilidad de un sujeto en el acto de investigar.

Lo subjetivo de la acción de investigar conlleva a la puesta en marcha de la reflexión ética sobre el *qué* y el *cómo* se investiga, dada la particular característica de nuestro "objeto de investigación": *otro sujeto*. Un sujeto que es mucho más que la posibilidad de ser instalado en una taxonomía y que al transformarse en un "objeto construido" de investigación, traerá aparejado la idea de un complejo interjuego que hará su síntesis en ese sujeto, con aspectos fenomenológicos manifiestos, que podrán ser leídos desde una semiología, y con (otros) aspectos fenomenológicos inconscientes que deberán, desde una hermenéutica, ser interpretados en la complejidad del síntoma y en la singularidad del sujeto que lo padece.

La hegemonía de una medicina basada en el sistema, con abordajes de la enfermedad que insisten en el permanente intento de buscar linealidades de causa-efecto más tranquilizadoras y menos inquietantes, hace muchas veces que, cuando investigamos dirijamos nuestra atención preferencial a esa construcción llamada "enfermedad" y no a ese ser de la materialidad concreta que es el "enfermo", en la que la persona sana o enferma relaciona su condición de tal con la complejidad del atravesamiento histórico-cultural determinante del modo de lectura, del modo de abordaje y de las posibilidades que una Sociedad tiene para responder a esa condición.

La multideterminación causal de lo patológico ya alude por sí misma a esa complejidad, implícita desde los orígenes, del sujeto psíquico y que necesariamente deberá tomar en cuenta aquel que intente dar respuestas, frente a los problemas a investigar en ciencias de la salud cuando planifique los distintos momentos de la validación. Esto que es ampliamente difundido, que puede sonar como obvio y que muchas veces solemos leer o escuchar como consejos al profesional en su formación científica, es uno de los temas más olvidados una vez que dicho profesional comienza a ser incluido por la institución de pertenencia y por el paradigma dominante.

A la luz de lo hasta aquí expuesto cabe preguntarnos ¿qué ha ocurrido históricamente con la Ley, instalada desde sus orígenes en la condición humana, y cuáles han sido las consecuencias de su devenir en el hombre del postmodernismo?

En los tiempos que corren vemos a diario noticias que nos alertan frente a situaciones en las que el accionar investigativo de algún "hombre de las ciencias de la salud" ha traspasado los límites de los ideales que, en virtud del desarrollo de la especie, se insiste en defender: los aspectos éticos a tener en cuenta en la producción del conocimiento. Frente a estas noticias, los esfuerzos individuales, grupales y de la sociedad toda promueven la defensa de los humanos derechos y de la Jurisprudencia, como ciencia de lo justo, para revertir o detener tales situaciones. Así tenemos arduas tareas de eticistas para la reglamentación de leyes de investigación en salud, comités de bioética en las instituciones de salud promoviendo la reflexión de los investigadores acerca de la necesidad de una información consensuada con el paciente, etcétera.

Es necesario recordar que tanto la construcción del concepto de "ciencias de la salud" como el de "investigación científica" son de muy reciente aparición respecto del desarrollo filogenético del sujeto humano. Un desarrollo que entre idas y vueltas, avances y retrocesos, posibilitó un tipo de pensamiento cuya característica particular es la de portar la estructura de un andamiaje que todo sujeto de la cultura en su recorrido ontogenético es capaz de desplegar. Es por ello que, insistimos, un investigador de la salud estará siempre signado por el tiempo que lo atraviesa en el accionar de su praxis y de su lectura de la realidad, pero llevará consigo y en esa misma praxis la impronta de la historia del sujeto humano a lo largo de los siglos. Una impronta que no se agota en el despliegue de lo humano sino que conlleva implícitas las características de todos los seres vivos.

Pero, ¿cuál ha sido el camino para esa construcción conceptual en la historia de la especie? ¿Qué consecuencias se han derivado como fundamento para el desarrollo de *lo ético* en cada sujeto?.

Si volviéramos a la, ya desarrollada en un capítulo anterior, epigénesis del conocimiento encontraríamos la respuesta. Charles Peirce ilustra en ella los caminos según los cuales los seres vivos fueron tomando como válidas las experiencias que les permitieron una mejor supervivencia, en su esquema de *métodos para lograr creencias eficaces o sustentables* (el método de la tenacidad, el de la autoridad, el de la metafísica, y el de la ciencia. (*La fijación de las creencias* (*The fixation of Belief*), artículo de 1877). Y en ese recorrido surgió el pensamiento ético distinto al moral. Un logro de la especie por su condición de animal simbólico pero que, a la luz de los mencionados hechos de las noticias actuales, nos llevan a pensar que estamos frente a una crisis originada por una caída de la Ley que arrastra a una pérdida de la capacidad de simbolización de nuestra especie y de la vigencia del deber ser (deberes e ideales; yo ideal; ideal del yo).

Surgen así inquietudes frente a situaciones contradictorias entre ciencia y ética en las que se ubica al conocimiento como una mercancía, como un producto, sólo sometido a intereses de mercado de la oferta y la demanda como motores dinamizadores, que nos obligan a pensar en formas diferentes de organizaciones y en los imaginarios que las sostienen. El investigador, que es convocado a buscar respuestas ante un problema en salud, se encontrará con las complejidades de una realidad caótica de intereses contrarios y hasta contradictorios, y en ese territorio deberá desenvolverse de modo tal de considerar la mejor manera de abordar y organizar el caos.

La eficacia que posee el científico de las ciencias de la salud estará signada seguramente por la formación que en su especialidad haya desarrollado, pero fortalecida por la disposición anímica con la que cuente para la tarea. Una disposición anímica que deberá estar abierta a un trabajo interdisciplinario que implicará un cruce de discursos, con un plan estratégico operativo metodológicamente bien diseñado que no sólo lo obligará a una correcta construcción de su objeto de estudio sino, además, a "estar advertido" del atravesamiento de los discursos predominantes del *ethos* epocal. Es por ello que cuando pensamos en los modos de producción de conocimientos en las ciencias de la salud será necesario tomar en cuenta el mundo en el que nuestros investigadores enfrentan su tarea.

En los hoy nuevos modos de pensar la sociedad, encontramos una mirada distinta de ser-en el- mundo que se corresponde con la sociedad postindustrial donde ya no importa la producción masiva, la concentración del capital o la disciplina del trabajo, sino que predomina una dinámica propia de una ciber-sociedad globalizada, en la que la tecnología perfila en gran medida los modos de producción. La gran aldea global permite la rápida comunicación a distancia pero, de manera paradojal, alienta al individualismo como forma de supervivencia, donde a su vez la caída de aquellos "Grandes Relatos" que habían posibilitado el porvenir de una ilusión, hoy acrecienta el malestar en la cultura. El malestar en lo cotidiano.

La pulsión epistemofílica propia del sujeto humano ha dado origen a dicho desarrollo tecnológico y exige permanentemente la necesidad de la producción de nuevos conocimientos. Es la investigación científica la que ofrece el camino para lograrlo. Pero en ese camino muchas veces la diferencia entre práctica profesional e investigación en ciencias de la salud se hace difícil. Esto le exige al profesional de la salud un doble esfuerzo a la hora de investigar, ya que por un lado deberá identificar *qué* de su accionar está ligado con el proceso de la producción de conocimientos y, por el otro, *qué* de su práctica profesional (según corresponda al campo de su formación) se relaciona con el proceso de intervención diagnóstica y su tratamiento correspondiente.

Los conocimientos nuevos surgen entonces a través de la interacción entre investigador y fenómeno dando consistencia a la naturaleza interactiva de la díada investigador-investigado.

La "condición postmoderna" que plantea Lyotard (1924-1998) como modo de vivir del hombre contemporáneo en permanente búsqueda de la calidad de vida (propia del pensamiento científico basado en la eficacia), del desarrollo individual por sobre el colectivo, de cierta sensibilidad por lo ecológico, de rechazo hacia los grandes sistemas de sentido y a la participación popular, con un desinterés por el conocimiento y por consiguiente con una caída del deseo epistemofílico, nos obliga a preguntarnos: ¿cómo podrá pensarse allí, en esa subjetividad arrasada por ese contexto, la alteridad que exige la reflexión ética?.

En palabras de la filósofa argentina Esther Díaz, será menester frente a esta situación, y en honor a la epigénesis del pensamiento heredada, apelar a una conciencia crítica que contemple los elementos del pasado y del porvenir que hay en todo acto investigativo, como una de las condiciones necesarias para una investigación hermenéutica.

En la particularidad de la investigación en salud la reflexión sobre la naturaleza histórica del sujeto investigado y las consecuencias que de nuestra intervención devengan debe ser una exigencia que se imponga en la subjetividad de todo investigador. Éste deberá esforzarse por desarrollar una conciencia crítica de la dimensión ética que surja en su interior y en la cual la autoridad sea el producto del consenso logrado por medio de una indagación libre. Una conciencia crítica que considere la responsabilidad no hacia la verdad o la realidad sino dirigida hacia nuestros congéneres como "responsabilidad intelectual hacia la gente junto a la cual uno se empeña en algo".

Richard Rorty (1931-2007) habla de un necesario y obligado antiautoritarismo en ética, el cual entendemos, deberá surgir en el investigador como corolario del legado cultural propio de la epigénesis del conocimiento, y sobre todo, como producto de una construcción subjetiva permanente que le permita tomar en cuenta las recomendaciones para la protección de la salud de las personas objeto-sujetos de investigación.

Capítulo 6

Por qué una epistemología de las ciencias de la salud

Las profesiones médicas

En otro capítulo nos referimos, en relación con la complejidad que tiene la salud y la enfermedad humanas, a los entrecruzamientos teóricos necesarios en la tarea profesional. Asimismo, a poco que se reflexione, serán evidentes las diferencias existentes entre la labor profesional y la del investigador científico. Éste, en su laboratorio o gabinete, tratando de desentrañar problemas alejados del escenario en el que se desenvuelve aquél, donde se desarrolla uno de los temas cruciales de la tragedia humana: el que denominamos complejo de salud-enfermedad.

Cuando un paciente llega al hospital, al consultorio o al laboratorio lo hace en tanto portador de toda su historia. Una historia constituida por sus amores, sus odios, sus éxitos, sus fracasos. Pero en la que se deben sumar los amores, odios, éxitos y fracasos de quienes son su núcleo de pertenencia. Asimismo, todos estos elementos constituyentes, en una relación sistémica como expresión superior de la dialéctica que obliga al que los aborda a un manejo cuidadoso de los mismos, entendiendo aquello que en la estructura de la psiquis humana podríamos asumir como sus *textos y contextos*, ya referido en el capítulo 5, aquello que alguien tiene incorporado como un discurso constitutivo (lo que él dice de sí mismo) y el discurso con el que los demás lo constituyen (lo que los demás dicen de él).

Todos estos factores concurrentes están en juego en la persona humana que, como un elemento disparador concurre en su condición de enfermo a la consulta con un profesional de las ciencias de la salud.

Un profesional que, por definición, desarrolla una tarea más allá de su propio texto y contexto o, mejor dicho, *con* su propio texto y contexto de vida. Con lo que reiteramos la condición de *encuentro transcultural* de ese momento en el que un sujeto humano, en condición real o imaginaria de minusvalía, se encuentra con otro sujeto humano a quien se entrega en la ficción, entendiendo por tal una situación artificialmente estructurada por la cultura, de que ese otro puede solucionarle el problema por el que demanda.

Como comprenderá el lector la exigencia para ese profesional tendrá ribetes que exceden largamente lo que caracteriza la tarea de un científico. Éste enfrentando los interrogantes que le disparen sus insuficiencias teóricas. Aquél frente a otro ser humano que de manera especular le devuelve su propia imagen deteriorada y arrojada a la muerte. No hacen falta más argumentaciones para transmitir todo el dramatismo que la escena presenta.

Ortega y Gasset (1883-1955) en su libro *Misión de la Universidad* (1930) llega a decir que "El sentido de relación y ciencia encuentra que la medicina no es ciencia, es precisamente una profesión, una actividad práctica. Como tal significa un punto de vista distinto del de la ciencia. Se propone curar o mantener la salud en la especie humana. Para este fin echa mano de cuanto aparezca a propósito. Entra en la ciencia y toma de sus resultados cuanto considera eficaz pero deja el resto, deja de la ciencia sobre todo lo que es más característico: la fruición por lo problemático. Bastaría esto para diferenciar radicalmente la medicina de la ciencia. Esta consiste en un "prurito" de plantear problemas. Cuanto más sea esto, más puramente cumple su misión, pero la medicina está ahí para aprontar soluciones. Si son científicas, mejor (desarrollo clínico ajustado a la evidencia) pero no es necesario que lo sea. Pueden proceder de una experiencia milenaria que la ciencia aún no ha explicado, ni siquiera consagrado. En los últimos años la medicina se ha dejado arrollar por la ciencia e infiel a su misión no ha sabido afirmar debidamente su punto de vista profesional, ha cometido el pecado de no aceptar su destino, bizquear, querer ser lo otro, en este caso, querer ser ciencia pura. No confundamos pues; la ciencia al entrar en la profesión, tiene que desarticularse como ciencia para organizarse según otro centro y principio, quizá técnica y profesional y si esto es así, también debe tenerse en cuenta para la enseñanza de la misma".

En estos párrafos están planteadas las diferencias entre ciencia y medicina así como la posición utilitaria de esta última, haciendo uso en ocasiones de algunos recursos que la ciencia no ha explicado ni consagrado, con lo que retornamos a lo desarrollado en los primeros capítulos, cuando referimos la historia de la medicina y la epigénesis del conocimiento.

Una reflexión epistemológica

En nuestra práctica profesional nos enfrentamos todos los días a las insuficiencias de nuestros saberes. Las bases científicas de nuestra *praxis* están constituidas por variados cuerpos doctrinarios que abarcan desde lo biológico hasta lo social y lo psíquico. En otra parte referíamos la información según la cual se publican alrededor de 1.600 artículos diarios en el campo de la salud y la enfermedad. Todo este panorama amerita dedicar algunas líneas al tema de la articulación científico-profesional.

El complejo de salud-enfermedad humanos hunde sus raíces en lo biológico y negar este fundamento da lugar, con frecuencia, a malos entendidos acerca de lo que ese complejo implica. Entender el abordaje de su problemática de manera unilateral ha dado lugar, entre otras consecuencias, a lo que conocemos de manera global como "deshumanización de la medicina". Pero manifestar esa unilateralidad olvidando lo afirmado al principio nos lleva a posiciones en la que se niega lo que de positivo tiene la ciencia en ese campo particular.

"Hacer medicina" pensando en la excelencia y entendiendo por ella apoyarse en lo que de biológico tiene esa práctica hace que los pacientes sean vistos como entes portadores de alteraciones sistémicas o moleculares y así se los aborda. Pero, por otro lado, entenderlos como portadores de alteraciones de orden exclusivamente psicosocial nos lleva a que tengamos enfermeras muy enteradas de los aspectos sociales de las enfermedades pero sin formación suficiente en cómo se hace una cura plana o cuáles los signos de alarma en una patología en particular o médicos con gran compromiso ciudadano pero con ignorancia supina de aspectos fisiopatológicos básicos.

Ante esto creemos necesario recordar que cuando se realiza tarea asistencial se debe tener en cuenta la existencia de un triple abordaje: ontológico, metodológico y epistemológico.

Veamos. Desde lo ontológico cabe un interrogante: ¿los profesionales de las ciencias de la salud debemos pensar en términos moleculares o sistémico-analíticos? Un abordaje molecular será, sin duda, importante en términos físicos o químicos pero que en poco contribuirá a conocer la esencia de la vida, a lo que sí contribuye lo sistémico-analítico.

Asimismo lo sistémico-analítico tendrá, desde lo metodológico, una mayor potencia heurística al ocuparse de niveles superiores de organización (célula, tejido, sistema).

El tercer aspecto, epistemológico, necesitará tener en cuenta dos condiciones: *conectibilidad* y *derivabilidad* con frecuencia olvidadas.

La *conectibilidad* exige que para que conocimientos del nivel físico-químico puedan ser derivados al territorio de lo biológico, será necesario que todos los términos teóricos de una disciplina sean redefinidos en la otra.

Para que se cumpla la *derivabilidad* será obligatorio que para que se pueda aplicar a una ciencia lo que se conoce de otra, leyes y teoría de una serán la consecuencia de hechos teóricos de la otra. Ambos términos han sido estudiados por el lógico Ernest Nagel (1901-1985).

Todo lo dicho hasta aquí es un intento de lograr que los profesionales de las ciencias de la salud entiendan las limitaciones existentes en la extrapolación de información originada en la investigación científica básica y su aplicación a la complejidad de la vida humana.

Los profesionales de las ciencias de la salud nos ocupamos de lo que hemos decidido denominar complejo de salud y enfermedad humanas. Y tomaremos posición acerca de si el mismo es un fenómeno o bien un proceso. Si aceptáramos lo primero, sería lícito continuar con la tradición mecanicista newtoniana y factible establecer relaciones de causalidad. Si, en cambio, lo pensamos como un proceso, esto es que es pasible de transformaciones en su devenir, entonces deberemos recurrir al pensamiento complejo en el que aceptemos, en ese encuentro transcultural mencionado antes, la importancia que tienen los esquemas de pensamiento del observador en lo observado.

Todo esto no será menor porque de acuerdo con cómo lo pensemos dependerán los objetivos y propósitos de las diversas disciplinas participantes, la manera en que se planifique lo asistencial, los planes de estudio, el financiamiento de las investigaciones y las prioridades establecidas por los organismos de aplicación.

En otra parte de este libro abordamos algunas de las definiciones sobre salud y enfermedad y campeó la idea de que la salud no puede definirse por ausencia de su contrario, enfermedad, como se planteó utilizando el Cuadrilátero de Greimas como herramienta de análisis.

Así se entiende que marquemos la inconsistencia de utilizar parámetros destinados a medir la salud pero que enfocan los aspectos operacionalizados de la enfermedad (morbilidad, mortalidad, incidencia, prevalencia) fenómeno fácil de comprobar a poco que se lea algún *paper*.

Esto es parte de un cuadro en el cual es dado encontrarse con lugares con una medicina elitista de alto nivel tecnológico y bajo impacto social contrapuesta a otra con nivel de atención primaria y sin acceso al desarrollo tecnológico.

Si la vida humana reconoce aspectos "naturales" y "culturales" es evidente el error de ubicar el complejo de salud y enfermedad como de exclusivo orden biológico. Pero también el error de creer que el abordaje "social" por sí solo puede ser suficiente. Lo que se debe entender es que, lo naturalmente dado (salud, enfermedad), se muestra en la cultura (en la atención médica) como la expresión de una síntesis. Y esa síntesis, su expresión, es lo que el profesional de las ciencias de la salud tiene ante sí.

Frente a esta síntesis, que se muestra en acto en cada paciente en el consultorio, el hospital o el laboratorio, deberá tener una actitud crítica de lo que sabe, cuestionándolo, preguntándose acerca de sus métodos, sus conceptos y sus términos teóricos.

Dicho de otra manera: nuestro esfuerzo, explicitado a lo largo de este libro, es darle herramientas a los profesionales de las Ciencias de la salud para que modifiquen la actitud pasiva de aceptación acrítica de los saberes con que se los ha dotado e intenten una visión totalizadora en estos tiempos de destotalizaciones.

Que los profesionales de las ciencias de la salud tengan esta posición, es una necesidad de los tiempos actuales en los cuales el cuestionamiento de la ciencia, y el consiguiente florecimiento de formas médicas precientíficas, ponen en grave riesgo a nuestras sociedades. Hemos asistido asombrados a discursos en los cuales, en nombre de la defensa de valores culturales de los pueblos originarios, se proponía la recuperación de sus prácticas medicinales. Ninguna sociedad, ningún grupo humano, construye su futuro desechando los logros de las formas de organizaciones precedentes, pero tampoco volviendo a prácticas que el devenir histórico ha superado. Nuestra propuesta no es desconocer las culturas originarias pero tampoco desconocer el curso de la historia y ésta incluye a la ciencia.

Acerca de la moral y la ética

En otro capítulo nos hemos referido a la epigénesis del conocimiento. En la misma, siguiendo a Peirce, el lector accedió a algunas ideas acerca de su filogénesis. Así vimos a la moral como una forma de ordenamiento de los colectivos humanos, con fuerte influencia de la tradición. Una serie de normas no escritas favoreciendo la socialización y atenuando las diferencias. Fue necesario arribar, alrededor del v siglo a. C., a una nueva forma de pensamiento, el filosófico o metafísico, propio de una forma de organización con un nivel de mayor complejidad jurídico y social, la ciudad-estado, para que apareciera como una rama del mismo, la ética.

El lector se preguntará acerca de las intenciones que nos guían al realizar una aproximación a estos dos temas: el de la moral y el de la ética. Este acercamiento nos parece esencial en individuos que, por lo menos desde lo deseable, han accedido al desarrollo de un pensamiento abstracto, lógico y formal, propio de los universitarios, y que con frecuencia confunden moral y ética, haciéndolos sinónimos.

Los profesionales de las ciencias de la salud enfrentan situaciones, tanto en su práctica como en la actividad científica, en las que se dan situaciones en las que se ponen en juego valores de orden moral y/o ético. A tal fin nos interesa clarificar el tema.

La moral es una organización de valores basada en normas en las que se toman en cuenta aspectos propios de la habitualidad, de lo que el grupo de pertenencia, llámese tribu, clan, familia, religión, ha decidido en algún momento de su historia aceptar como válidos. Funciona a la manera de una guía de comportamiento. Recordemos su etimología: *moris*, del latín "costumbre".

La ética es una disciplina filosófica destinada a conocer acerca de la moral, las costumbres, la felicidad. Es interesante una referencia acerca de la etimología de esta palabra. Si aceptáramos su origen en el término griego *ethos*, que significa "costumbre", sería entendible que se la confunda con moral. Si, en cambio, aceptamos su origen en *êthos*, "carácter", estaría más cerca del espíritu que impregna el comportamiento ético.

En otro lugar hemos puesto especial énfasis en diferenciar moral de ética entendiendo que no son sinónimos ya que, en la primera, cuenta el punto de vista de quien emite el juicio (pensar al otro desde mí) mientras que, en el segundo, el de quien es puesto bajo ese juicio (pensar al otro desde el otro). Dicho de otra manera, lo que se pone en juego en la primera son las "verdades" del grupo mientras que en la segunda, se toman en cuenta las "verdades" según quien las recibe. Como se entenderá esta última posición exige un descentramiento para el cual es necesario un carácter que lo permita. Un carácter preocupado por el otro. Un individuo moral estará preocupado sólo por sí mismo.

Entender esto permite una aproximación a la doble condición humana: moral y ética. Partir de esta doble condición, de la que somos un producto histórico cada uno de nosotros, es lo que facilita la comprensión de fenómenos en los que existe una aparente contradicción. No existe tal contradicción. Moral y ética se pueden presentar como contrarios, no como contradictorios. Dicho de otra manera: siendo contrarios podrían coexistir. De qué otra manera entender a Schindler, personaje sobre el cual se hizo una famosa película, hombre inmoral, capaz de los mayores quiebres de la moral (mujeriego, jugador, capaz de negociados) y sin embargo, ético y jugándose la vida por gente, judíos a los que el nazismo redujo a condiciones de esclavitud, a la que no lo unía más que su esfuerzo por evitar que murieran.

Una película argentina de hace unos años, "El hombre de al lado", mostraba también esta aparente paradoja. Un individuo marginal invade el domicilio de un intelectual, un arquitecto, con la excusa de necesitar "un poco de sol", violando su intimidad, las normas, las leyes. En fin, sin respetar lo que el colectivo social ha dispuesto. Y sin embargo, jugándose la vida y perdiéndola, en un absoluto ético cuando su vecino, que le teme y lo rechaza, es asaltado y tiene en peligro a su familia.

Estos dos ejemplos extremos los utilizamos para ilustrar situaciones más cotidianas, más comunes, en las que individuos morales asumen actitudes sin ética o su inversa. Dejamos al lector el trabajo de buscar sus propios ejemplos. Asimismo, en esos ejemplos, bucear acerca de diferencias entre *amoral*, sin moral, e *inmoral*, contrario a la moral, aspectos no siempre considerados en la reflexión sobre el tema. En el primero están aquellos que no han sido socializados por algún grupo de pertenencia, nos viene a la mente la psicosis como quiebre cultural. En el segundo, los ejemplos considerados.

El mundo, *lo que hay* de la ontología, está constituido por *cosas* que son puro ser, pura facticidad; *sujetos* que son pura tensión y apetencia; y *reglas* que son pura sintaxis, sin contenido (Samaja). Enunciadas como si fueran partes ajenas y externas unas de otras pero entrelazadas en una visión de la realidad expresada en el *nudo borromeo* lacaniano como real, imaginario y simbólico pero que nos lleva a la ontología de la complejidad de Peirce, en la que la incógnita es cómo *uno* se hace *dos* y se hace *tres* y sigue siendo *uno*.

Para poder entender esta idea será de utilidad recurrir al concepto de *Aufhebung* que deriva del verbo *Aufheben* que en alemán significa "levantar" pero en su triple acepción: levantar (levantar una sanción), conservar (levantar la cosecha) y superar (levantar el rendimiento). Así el valor semántico de *Aufhebung* está presente: suprimir-conservar-superar, eje de la dialéctica. Este breve repaso lo hacemos para entender las posiciones que los científicos pueden adoptar frente a la realidad. Una posición, *newtoniana*, en la cual el mundo está dado con un orden dado por el Creador y el científico lo observa y trata de conocerlo; otra, *kantiana*, en la cual *el mundo, caótico, es ordenado por el observador, para conocerlo*. Ambas consideran las cosas y las reglas como ajenas al sujeto. Así pensado, el mundo al que se puede acceder es limitado. De esa limitación pueden dar cuenta las ciencias de la salud, en tanto ciencias.

Una ciencia es una disciplina capaz de tener técnicas propias, un lenguaje matematizado y un objeto propio. A nuestros fines nos ocuparemos sólo de este último aspecto, el ontológico. ¿Cuál es el objeto de estudio de las ciencias de la salud? Es evidente que el problema que se nos presenta es saber *qué es lo que queremos conocer*.

Cualquier médico sabe de las insuficiencias de sus saberes cuando está en el ejercicio, en la *praxis* profesional. Una enfermedad, un enfermo, es mucho más que un conjunto de cambios anatómicos y fisiopatológicos. El problema en el que se encuentra es saber qué entidad tiene ese *mucho más*.

Haber accedido a un momento histórico en el que sujeto y objeto no se muestran como ajenos en una exterioridad limitante, ha sido coincidente con la aparición de una forma de organización social, el Estado, tal como lo conocemos en nuestros tiempos, en el cual "el pueblo no delibera ni gobierna sino por medio de sus representantes", repitiendo el texto de la Constitución Nacional argentina.

Así un tipo de organización diferente de las condiciones comunitarias (grupales, tribales, familiares) *el Estado suprime, manteniéndolas y superándolas*, las formas de pensamiento precedentes.

Este breve recuerdo histórico-filosófico lo hemos traído a colación con el objetivo de entender la presencia en nosotros de fuertes actitudes morales, esto es propias de etapas precedentes en la historia humana, en nuestros días. Pero bueno es que todos nosotros, pertenecientes a diferentes conjuntos humanos, llámense religiosos, políticos, sociales, científicos, entendamos la diferencia entre moral y ética.

De lo que acabamos de plantear, obviamente ni siquiera rozando todo lo que el tema arrastra, surgen algunas ideas. ¿Cómo pensar el aborto? ¿Cómo la eutanasia? Fácilmente surgen las diferencias que se evidenciarán según seamos morales o éticos.

Si, por ejemplo, frente a una mujer que solicita un aborto el profesional de las ciencias de la salud usa la moral como herramienta, su pensamiento estará teñido por lo que su persona haya incorporado en su grupo y en su historia (en otro lado referimos esto como *texto y contexto*). Si, en cambio, usa la ética toda su construcción eidética estará considerando lo que esa mujer significa, lo que la vida de esa mujer significa o lo que él llega a significar de esa vida. Con este ejemplo entendemos que es ilustrativo el descentramiento realizado y la mostración de un carácter, necesario para sostener ese descentramiento, En otras palabras: la moral es egocéntrica y la ética exige que quien la trate de ejercitar tenga una actitud de humildad, es decir tenga conciencia de su propia miserabilidad humana, la cual es una característica deseable en alguien que trabaja como profesional de las ciencias de la salud.

Una reflexión histórico-sociológica

Los capítulos 2 y 3 fueron escritos para ubicar al lector en la evolución histórica del pensamiento occidental. Pensar esa evolución nos servirá para entender de qué manera el contexto condiciona las cosmovisiones. Leer a los filósofos refiere las ideas que circulaban en determinados momentos. El conocimiento de esas ideas explicará los valores que las sociedades legitiman. Saber acerca de esas sociedades, entender sus productos.

Así vimos nacer la ciencia, uno de esos productos, en el marco de un capitalismo pujante, dueño del mundo. Y a la ciencia como un conocimiento universal, absoluto, casi un equivalente de la "verdad". Y a los países desarrollados, tales por y como, una consecuencia de ser poseedores de ese conocimiento. Y la ecuación cerraba.

Si esos países eran desarrollados, lo eran en razón de ser poseedores de esa forma de conocimiento que así lo determinaba. "Si existe ciencia entonces un país se desarrolla", podríamos resumir. En otro lugar de este libro hemos referido *la falacia del consecuente*. Dado un país desarrollado, eso no asegura que la ciencia sea su causa. Razones históricas ya mencionadas (descubrimiento de América, las potencias europeas adueñándose el mundo, etc.) justifican la condición de desarrollados de algunos países y de "no desarrollados", "tercermundistas" o como se los quiera llamar.

Alberto Carli y Beatriz Kennel

Esta manera de pensar, así abordada por nosotros, justifica toda una ideología en la cual se exalta a esos países centrales y su ciencia. De allí a creer que los países periféricos deben adherir a los caminos seguidos por los desarrollados, y la ciencia y su práctica es sólo uno de ellos, hay un paso. Y como consecuencia vemos cómo nuestros científicos siguen caminos, temas y estrategias que les son marcados por los caminos, los temas y las estrategias de los científicos de los países hegemónicos. Y, también en consecuencia, magníficas inteligencias desperdician sus posibilidades de ser útiles a su país y a su gente, en la idea de hacer carrera dentro de los estándares internacionales. Abordando problemas que les son ajenos o produciendo investigaciones destinadas sólo a producir informes, a utilizar subsidios, a publicar en revistas de prestigio, esclavos de las convocatorias de financiamiento. Peor aún, participando en investigaciones en las que son meros recolectores de información, en ocasiones llenando formularios en los que ni han participado en su diseño, mucho menos en su análisis y evaluación y hasta ignorando los propósitos.

Lo dicho hasta aquí, en el marco científico, podría hacerse extensivo al profesional, al ejercicio de las profesiones de las ciencias de la salud. Ver a nuestros jóvenes residentes con sus computadoras de bolsillo consultando *papers* es un tema que ya ha sido planteado en otro lugar de este libro.

Más grave resulta que sean tomados como valores biológicos de nuestra sociedad los presentados en baremos originados en gente de otras latitudes. Así vemos rotular a un paciente como portador de un síndrome metabólico, cuando el diámetro de su cintura supera los valores que, para la Argentina, son los de la población malaya. O leer el informe de un ecocardiograma bidimensional en el que se diagnostica un crecimiento auricular izquierdo, cuando no existen condiciones clínicas que lo justifiquen, porque se refieren como normales, valores publicados en otros países. De seguro el lector, a poco que lo piense, encontrará otros ejemplos de su especialidad con los que ilustrar estos disparates médico-asistenciales. Estos pocos renglones deberían servir para hacer un llamado de atención y una propuesta a nuestros médicos para que generen valores de referencia normales de nuestra población. Tan simple sería nuestra propuesta y tan necesaria.

¿Ser o tener?

Estamos en el siglo XXI. El racionalismo iniciado en el siglo XVII fue puesto en cuestión en el siglo XX. Hubo razones diversas que así lo justificaron. El horror de las dos guerras mundiales y los crímenes que tiñeron el mundo arrasaron con los grandes relatos, con la teleología de la historia. Adorno y Horkheimer nos hablaron de la *razón instrumental*. Pensaron que a esos horrores se llegó *por la razón y no a pesar de la razón.*

Surgió el posmodernismo, la crisis de los saberes. Y junto con la crisis de los saberes aparecieron otras crisis del orden del Ser.

¿Qué es un profesional de las ciencias de la salud? A menudo nos surge este interrogante. En el hospital, en el consultorio, en el laboratorio. En diversos lugares y oportunidades nos interrogamos por el Ser del profesional de las ciencias de la salud.

Preocupa, Heidegger *dixit*, el olvido del Ser. Universitarios, individuos que han sido beneficiados por la posibilidad de acceder a los más altos niveles de la educación, que no reparan en esa condición. Incapaces de reflexionar sobre la misma. Profesionales que frente a la angustia cotidiana del vivir, del devenir, son incapaces de una respuesta superadora. Que frente a sus obligaciones profesionales son arrastrados a las respuestas más primarias, olvidando su formación, su acceso e inserción en la cultura, su deber frente a los demás. Reducidos y empobrecidos en su condición de entes entre los entes. Incapaces de reflexionar sobre la condición de individuo sufriente del prójimo que lo reclama. Aplastado él mismo por su propia condición sufriente. Olvidando que *él en su condición de hombre formado en el nivel de la educación superior, "es" la cultura.*

Y toda esta enunciación no apunta a la exigencia de un heroísmo frente a la problemática en que el mundo actual se encuentra. Sólo una respuesta sensata. En la que sólo pediríamos una respuesta profesional. Con frecuencia vemos, profesionales eruditos y poseedores de una rica formación teórica, maltratar a sus pacientes. Un maltrato que adopta diferentes formas de orden verbal o psicológico, en todos ellos olvidando sus obligaciones éticas para con su prójimo, su par enfermo. ¿Podría justificarse el mismo en las innegables pésimas condiciones de trabajo?. Sabemos de la sobrecarga de tareas, de la explotación económica a que se ven sometidos nuestros profesionales de las ciencias de la salud. También de las condiciones de diferentes formas de violencia cotidiana en que se ven envueltos. Creemos que todo esto está condicionado por una innegable crisis del orden cultural, simbólico y social. Se *trabaja en el campo de la salud* en un posicionamiento en el que se denuncia *el olvido del Ser propio de nuestro tiempo*.

"Ser" un profesional de las ciencias de la salud nos enfrenta al tan complejo problema ontológico del Ser. *Soy el que soy* es una afirmación que entraña una apuesta, no a la condición óntica del sujeto sino a su condición ontológica. "Ser", afirmar esa condición, implica una fuerte apuesta, un riesgo que no todos están dispuestos a correr, pero que están obligados a correr, tienen el imperativo categórico del *deber ser*. Saber, tener conciencia del rol que se cumple, saber que se tiene la enorme responsabilidad de acompañar a ese *otro sufriente*, al que se reconoce como otro, más allá de la propia condición de *uno sufriente*. *Un profesional también es un ser humano sufriente* al que la sociedad ha formado en las ciencias de la salud, lo que implica un compromiso que se extiende mucho más allá de los aspectos cognitivos. Esto obliga a una práctica profesional en la que se deberá tener una visión histórica de su propia vida y de su actividad. Un firme sentido de trascendencia.

La relación médico-paciente

Un libro, destinado al conocimiento en el terreno de las ciencias de la salud, no cumpliría su objetivo si no dedicara algunos párrafos a la relación que se establece entre el poseedor de los saberes de esas disciplinas y aquellos que los necesitan. A los saberes y a quienes los poseen.

Todo lo escrito y leído en este libro nos dispensa de justificar el tema. Entendemos el conocimiento y su ejercicio profesional como un fuerte compromiso con el otro. Un otro que es portador de una enfermedad física o psíquica y su padecimiento consecuente, lo que lo coloca en una situación de minusvalía, circunstancia que no debemos olvidar. Un otro con una subjetividad que se conecta con la nuestra.

En el capítulo 3 referimos, muy sintéticamente, a Hegel y la mítica dialéctica del deseo, presente en la relación del amo y el esclavo. En esta relación, en la que se enfrentan los deseos de ambos, se constituye en amo aquel en quien su deseo es más fuerte que su miedo a morir mientras que el que tiene miedo a morir resigna su deseo y su condición humana y queda en posición de esclavo.

Esta metáfora nos servirá para pensar la relación médico-paciente.

En un caso podría darse que el médico jugara el rol de amo y el paciente el de esclavo. Una situación arquetípica mostraría al primero ubicado en la soberbia de sus saberes y a su paciente reducido a "un caso", despojado de su condición humana.

Podríamos imaginar la situación inversa. Un paciente con su deseo triunfante y su médico, descalificado.

La primera podremos verla repetida en los consultorios, en las guardias, en los pasillos de los hospitales o en las cátedras universitarias, con médicos actuando como dueños de la vida y de la muerte de sus enfermos.

La segunda en los mismos escenarios, con pacientes incorporando una aparentemente ventajosa condición de "clientes", que estos tiempos han instalado en el imaginario social.

Es necesario realizar el esfuerzo psíquico de encontrar un comportamiento en el cual nos alejemos de ambas situaciones extremas. En que el profesional de las ciencias de la salud desarrolle lo que, en el marco metodológico de la entrevista, se denomina *disociación instrumental*.

La misma consiste en una suerte de "encapsulamiento" del afecto, de modo tal de que no sea obstáculo en la dinámica que se instituye en el encuentro entre individuos, para poder recabar información y actuar en consecuencia.

La condición, tan repetida por nosotros, de *transcultural*, del acto médico, entendiendo englobar en tal denominación al encuentro de un paciente con *cualquier profesional de las ciencias de la salud*, nos obliga a realizar ese esfuerzo. En un encuentro en el que estarán presentes los aspectos conscientes e inconscientes de ambos. En el paciente, pero también en el que Lacan ha llamado, en una bofetada a la soberbia, Sujeto del Supuesto Saber (SSS). Aquel al que el Estado ha legitimado con una formación y un título habilitante.

Una legitimación con la que se garantiza que ese SSS ha adquirido conocimientos, habilidades y destrezas para la *praxis* profesional. En la que se dice que es alguien que *quiere, puede y sabe, hacer* (véase capítulo 5).

Pero esa legitimación pública que la Universidad le ha otorgado en un contexto histórico iniciado con la modernidad se muestra insuficiente en tiempos en los que la caída del orden simbólico ha arrastrado valores que impresionaban como permanentes.

La profesión médica tiene una carga simbólica que ha sido puesta en cuestión por diferentes razones, algunas ya referidas por nosotros. Sujetos de la cultura, los profesionales de las ciencias de la salud nos encontramos entretejidos en una red social que nos hace poseedores de una significación para los otros que debemos honrar y, esto, está más allá de toda legitimación académica.

Es así que, portadores de ciertos saberes y mediados por una disociación instrumental operatoria, el ejercicio profesional de las ciencias de la salud exige componentes actitudinales del orden del *deber ser* en los cuales se tome en cuenta lo que *el otro espera de nosotros*.

Y el otro espera de nosotros, no sólo saberes, sino también una conducta ética, de respeto por su alteridad. Un respeto expresado en el trato. Un trato que implica la visión que tengamos de nuestra profesión y de nuestra tarea, así como la visión que tengamos de ese otro que está frente a nosotros y la que tengamos de la vida. Un respeto que incluye qué pensamos de la vida y de los otros. Otros a los que les ofrecemos alivio, no siempre respuestas. Otros sufrientes que vienen a nosotros en búsqueda de soluciones que, en algunas oportunidades, no tenemos. Y esto ya nos coloca en una posición sobre la que es necesario pensar algunas respuestas que, por supuesto, no serán definitivas sino una propuesta de reflexión. ¿Qué le pasa al otro cuando nosotros no tenemos respuesta?. ¿Y qué nos pasa a nosotros? Su deseo de ser curado enfrentado a nuestro deseo de curarlo. Ambos insatisfechos.

Como tantas veces en la vida recurriremos a un poeta, en este caso Octavio Paz que, cuando nos dice que "los otros que no son si yo no existo/ los otros que me dan plena existencia", está realizando una magnífica síntesis de lo que pensamos.

Bibliografía

ABBAGNANO N. *Historia de la filosofía*. Montaner y Simón Editores, Barcelona, 1964.

BATESON G. *Pasos hacia una ecología de la mente. Una aproximación revolucionaria a la autocomprensión del hombre*. Lumen, Bs.As.,1998.

BUNGE M. *La investigación científica*. Ariel, Barcelona, 1989.

CARLI A. *La ciencia como herramienta*. Editorial Biblos, Bs.As., 2008.

CARLI A; KENNEL B. *Aprendizaje transferencial. Teoría y praxis de una propuesta para la construcción del conocimiento*. Universidad Nacional de Luján, Luján, 2008.

CANGUILHEM G. *Lo normal y lo patológico*. siglo XXI, Bs.As., 1986.

CHALMERS AF. *¿Qué es esa cosa llamada ciencia?*. siglo XXI, Bs. As.

DESCARTES R. *El discurso de método*. Biblos, Bs. As., 2003.

DIAZ E. *Entre la tecnociencia y el deseo*. Biblos, Bs. As., 2007.

DRI R. *La filosofía del Estado ético. La concepción hegeliana del Estado* en Borón AA (comp) *La filosofía política moderna. De Hobbes a Marx*. CLACSO, Bs.As., 2003.

ECO U. *Cómo se hace una Tesis*. Gedisa, Barcelona, 1996.

ESCOHOTADO ESPINOSA A. *Filosofía y metodología de las ciencias sociales*. Universidad Nacional de Educación a distancia, Madrid, 1989.

FEINMANN J. P. *La filosofía y el barro de la historia*. Planeta, Bs.As., 2008.

GAETA R; GENTILE N; LUCERO S. *Aspectos críticos de las ciencias sociales. Entre la real y la metafísica*. EUDEBA., Bs.As., 2007.

ALONSO C.; GALLEGO D.; HONEY P. *Los estilos de aprendizaje*. El Mensajero, Bilbao, 1994.

GARCÍA R. *Sistemas complejos. Conceptos, método y fundamentación epistemológica de la investigación interdisciplinaria*. Gedisa, Barcelona, 2006.

GREIMAS A. J. *Semántica estructural*. Gredos, Madrid, 1976.

GRIBBIN J. *Historia de la ciencia. 1543-2001*. Crítica, Barcelona, 2002.

HABERMAS J. *Conocimiento e interés*. Taurus Humanidades, Bs.As., 1990.

HEGEL G. F. W. *Fenomenología del espíritu*. Fondo de Cultura Económica, México, 2002.

HEIDEGGER M. *Ser y tiempo*. Trota, Madrid, 2003.

HESSEN J. *Teoría del conocimiento*. Grupo Editorial Tomo, México, 1998.

Hernández Sampieri R.; Fernández C
de la investigación. Mc Graw Hill, Méx
Kant I. *Crítica de la razón pura*. Tauru:
Klimovsky G. *Las desventuras del conoc*
Kuhn TS. *La estructura de las revoluci*
mica, Bs.As., 1982.
Latour B. *Nunca fuimos modernos*. sig
Lyotard J. F. *La condición postmoderna*
Mardones J. M. *filosofía de las ciencias*
1991.
Maturana H; Varela F. *El árbol del cor*
miento humano. Lumen, Bs.As., 2003
Milner J. C. *Introducción a una ciencia*
Morin E. *El método. El conocimiento de*
Popper K. *La lógica de la investigación c*
Reither J. *Panorama de la historia univ*
Romero J. L. *La cultura occidental. Del ı*
As., 2011.
Rorty R. *El pragmatismo, una versión*.
Russell B. *Los problemas de la filosofía*.
Samaja J. *Epistemología y metodología*.
científica. EUDEBA, Bs.As. 1993.
Samaja J. *Epistemología de la salud. Re*
plina. Lugar Editorial, Bs.As., 2004.
Sartre J. P. *El ser y la nada*. Losada, Bs.
Sartre J. P. *Crítica de la razón dialéctic*
Sautú R. *Todo es teoría. Objetivos y mé*
Bs. As., 2003.
Trainini J.; Biscioni C.; Romanelli L.;
cina basada en la complejidad. Estudio
Vieytes R. *Metodología de la investiga*
Epistemología y técnicas. Editorial de l:
Varsavsky O. *Hacia una política cient*
1972.
Williams R. *Palabras clave. Un vocab*
Nueva Visión, Bs.As., 1976.

)o C.; Baptista Lucio P.; *Metodología*
006.
xico, 2005.
to científico. AZ Editora, Bs.As., 1994.
ientíficas. Fondo de Cultura Econó-

I, Bs. As., 2007.
ema, Bs. As., 1991.
nas y sociales. Anthropos, Barcelona,

iento. Las bases biológicas del entendi-

iguaje. Ed. Manantial, Bs.As., 2000.
cimiento. Cátedra, Madrid, 1994.
ca. Ed. Tecnos, Madrid, 1962.
EUDEBA, Bs.As., 1977.
) *romano al siglo XX*. Ed. Siglo XXI, Bs.

riel Filosofía, Barcelona, 2000.
r, Colombia, 1995.
ntos para una teoría de la investigación

cción social, subjetividad y transdisci-

)66.
ada, Bs.As, 2004.
de investigación. Ediciones Lumiere,

ıLeman C.; Carli A.; Kennel B.; *Medi-*
a, Bs.As., 2008.
ı *organizaciones, mercado y sociedad*.
ncias, Bs.As., 2004.
ıacional. Ediciones Periferia, Bs.As,

de la cultura y la sociedad. Ediciones

www.ingramcontent.com/pod-product-compliance
Lightning Source LLC
Chambersburg PA
CBHW082108220526
45472CB00009B/2092